THE 1-PAGE MARKETING PLAN

绝对成交
一页纸营销计划

[澳] 艾伦·迪布（Allan Dib）◎著　　曹　烨◎译

中国经济出版社
CHINA ECONOMIC PUBLISHING HOUSE
北 京

北京市版权局著作权合同登记号：图字 01-2020-0771 号

图书在版编目（CIP）数据

绝对成交：一页纸营销计划 /（澳）艾伦 · 迪布（Allan Dib）著；曹烨译. -- 北京：中国经济出版社，2020. 4

书名原文：The 1-Page Marketing Plan: Get New Customers, Make More Money, And Stand out From The Crowd

ISBN 978-7-5136-6040-2

Ⅰ. ①绝… Ⅱ. ①艾… ②曹… Ⅲ. ①市场营销学 Ⅳ. ① F713. 50

中国版本图书馆 CIP 数据核字（2020）第 024713 号

作　　者：[澳] 艾伦 · 迪布（Allan Dib）
译　　者：曹　烨
策　　划：中资海派
执行策划：黄　河　桂　林
责任编辑：耿　园
特约编辑：羊桓汶辛　梁　晶　林　晖
封面设计：安　宁
版式设计：胡小瑜
出版发行：中国经济出版社
印 刷 者：深圳市福圣印刷有限公司
经 销 者：各地新华书店
开　　本：787mm×1092mm　1/32
印　　张：9
字　　数：177 千字
版　　次：2020 年 4 月第 1 版
印　　次：2020 年 4 月第 1 次
定　　价：59.80
广告经营许可证　京西工商广字第 8179 号

中国经济出版社　**网址** www.economyph.com　**社址** 北京市安定门外大街 58 号　**邮编** 100011
本版图书如存在印装质量问题，请与本社发行中心联系调换（联系电话：010-57512564）

关于作者

艾伦·迪布（Allan Dib）是一名成功的连续创业者、慧眼独具的营销大师、技术专家和畅销书作者。他在IT、电信、营销领域创立、经营了多家成功企业。

他曾在电信行业同身家数十亿美元的跨国公司同台竞争。在短短的四年之内，艾伦初创的企业就被澳大利亚《商业评论周刊》（*Business Review Weekly*）提名为“澳大利亚100家成长最快的企业”之一。

艾伦始终热衷于帮助企业主通过创新技术和营销手段实现企业的高速增长，他精于此道。

作为享有盛名的商业教练、顾问和演讲家，艾伦经常与世界各地的读者分享他屡试不爽的尖端战略战术经验，并广受好评。

目录

1 | 引言

买卖之前，先做好市场营销

1 | 让你惊掉下巴的“64/4 定律”
11 | 一页纸营销计划应时而生
19 | 直接营销——小预算，大效果
26 | 直击痒点的营销三部曲

33 | 第一阶段

前期：锁定目标市场

34 | 第 1 章

不做浓雾中央的弓箭手

35 | 取悦所有人，就是得罪每个人
36 | 对焦利基市场，制造高频需求
38 | 专业制胜：高定价策略的支点
40 | 吃透客户，定位目标消费群体
43 | 创造鲜活的客户形象，启发共情

48 | 第 2 章

苹果橘子营销学：打造你想传递的信息

49 | 一个广告，实现一个目标
53 | 创建个性化的 USP，让产品与众不同
58 | 潜在客户读心术
61 | 把 1 000 首歌装进口袋

65 | 学沃尔玛“赔本赚吆喝”，你将一输到底
69 | 卖货的秘密：创建难以拒绝的要约
76 | 聚焦“痛点”，做客户的止疼药
91 | 别“自作聪明”地学耐克、苹果取名字

95 | 第3章
玩转推广渠道，得到你想要的结果

96 | 获客成本：评价营销成败的标准
100 | 真正的利润源于持续购买
102 | 社交媒体不是建立品牌的万能钥匙
106 | 用电邮转化客户的三大挑战与六项注意
112 | 暖心营销：手写信的魅力碾压电邮
113 | 如何拥有无限的营销预算？
116 | 能够逼你花钱的直接营销，才是企业的保护伞

121 | 第二阶段
进行时：从0到1催生首次消费

122 | 第4章
开启准客户捕获系统

123 | 直接营销的广告目标：找到对产品感兴趣的受众
125 | 通过“贿赂”筛选高转化率的销售目标
128 | 创建CRM系统，享受稳定的潜在客户流

131 | 第5章
价值：让客户不请自来的终极原因

132 | 使用情感营销，把2/3的目标群体变成回头客
134 | 为目标持续赋能的准客户培养模型
137 | 连续输出价值流，塑造你的权威形象
141 | 用不落俗套的包裹，带给销售对象“哇”的惊喜

147 | 敢做，敢说，敢保证
148 | 聚集最核心人才，搭建营销的基础设施

157 | 第 6 章 打消客户疑虑的零阻力签单法
158 | 粉碎信任危机，赢回被“咬”多次的销售目标
160 | 提升盈利基准，走出低价取胜的怪圈
163 | 友谊比技巧更能达成交易
167 | 利用网站和 CRM 系统清除信任偏见
171 | “过分担保”：压倒对手的最后一根稻草
174 | 让盈利翻倍的定价秘诀
178 | 把员工变成你的销售铁军

185 | 第三阶段 后期：没有终点的浪潮式发售

186 | 第 7 章 及时进阶，提供世界一流的客户体验
187 | 借助粉丝效应，让风口的猪飞起来
191 | 苹果手机榨汁视频：引发数亿播放量的营销奇迹
194 | “解雇”无效技术
198 | “声誉经济”中的生存法则：告诉客户你有多努力
203 | 可复制性：麦当劳的制霸要素
209 | 别让自己成为企业发展的最大“瓶颈”
213 | 寻找企业的“终极客户”

217 | 第 8 章 创造额外价值，给客户回来的理由
218 | 深耕“钻石田”，从已有客户身上不断获利
230 | 追踪关键数据，拉动企业高速增长

236 | 识别“有毒”收入，构筑公司的护城河
240 | 砍掉垃圾客户

244 | 第 9 章
搭建成熟的推介系统，激发新的盈利点
245 | 主动创造奇迹，而不是等待
246 | 把客户变成你的品牌传教士
250 | 克服“旁观者效应”
254 | 缔结营销联盟，让合作者“出售”目标客户
257 | 销售！销售！销售！

263 | 结语
263 | 为企业建立易操作的营销系统
266 | 时间不是金钱
268 | 提升营销竞争力，避免公司沦为待宰的火鸡
272 | 从企业主到推广高手

275 | 致谢

引言　买卖之前，先做好市场营销

让你惊掉下巴的“64/4 定律”

如果用一句话概括本书的精要，那就是“最快的赚钱之道”。相信我，我会尽早在本书中揭示这个主旨，因为我不想浪费你们的时间。

我敢肯定，这句开场白会让很多人反感。坦白说，如果你也是类似读者中的一员，我宁愿你去读些“跟随你的激情”“努力奋斗”“雇佣合适的人”之类的陈词滥调。如果这就是你想要的，那就去亚马逊（Amazon）吧。亚马逊上有很多所谓的“专家”或“学者”编写的商业著作，实际上他们几乎没有拿得出手的业绩。本书语言直白、简练、务实，旨在帮你实现企业的高速增长和快速回报，取得名副其实的成功。

正如齐格·齐格勒（Zig Ziglar）所说：“金钱不是万能的……但它的重要性可以和氧气媲美。”

没错，任何东西，注意，是任何东西，都无法像“氧气”（即金钱）一样，决定一个企业的生死存亡。

为何我在本书开篇，便毫不掩饰地提及“金钱”这个充满铜臭味的话题？下面我会详述理由。

首先，金钱几乎能解决商业中的所有问题。需要声明的是，基本上，我目睹的所有企业都存在着或大或小的问题。而大部分让你如鲠在喉的问题，都可以用金钱解决。

其次，穷则独善其身，达则兼济天下。生意不赚钱，那你究竟是在自欺欺人，还是在自娱自乐？没错，我也知道你那些所谓“让渡价值”“改变世界”的高风亮节，但如果你破产了，还有闲心去折腾这些吗？如果你破产了，还能去帮助几个人？

当你乘飞机出行时，空乘人员总会带你回顾一遍安全流程，而且到了某个时刻，他们肯定会说：

> 当机舱气压迅速降低的时候，氧气面罩会从您座位上方落下。请戴好面罩，包住口鼻，拉紧束带。如果您与儿童同行，或周围的人需要帮助，请务必确保自己已戴好氧气面罩，再去帮助他人。

为什么他们要提示你，在帮助他人之前先带好自己的面罩？原因是当你因缺氧滑到座位下面的时候：

> 你不仅没有能力帮助他人，甚至还会更糟；而乘务人员还需要动用稀缺资源帮助你。

不然的话，你就死定了。

在《生存之书》（*The Book of Survival*）中，作者安东尼·格林班克（Anthony Greenbank）写道：

> 在面对极端情况时，要活下来并不一定需要足以应对“国际汽车大奖赛”的驾驶技术，或赫拉克里斯的力量，或爱因斯坦的大脑。你需要的是做好该做的事。

关于一家初创企业无法撑过最初 5 年的概率，众说纷纭。有人甚至说，这个概率会高达 90%。不管怎样，我从来没有见过这个概率低于 50%。这意味着，如果我们的心态极其乐观，手中的初创企业有可能以高于 50%的概率撑过最初的 5 年。

更糟糕的是，这个统计概率的计算基于一个前提：所有参与计算的企业在计算之时都已完全终止了运营。除此之外，还有些企业可能正处于惨淡经营、岌岌可危的境地，而这些企业并未被纳入计算之中。

你是否思考过一个问题，为什么大部分小型企业选择维持在中等水平稳定经营？

让我们设想一下：

假设彼得（Pete）是一个位于食物链底端的水暖工，他每天工作16个小时，周末和节假日从不休息。即便如此，他仍然入不敷出。而身处上游的乔（Joe）经营着一家水暖公司，麾下有20名水暖工为他工作，他每天的工作似乎就是躺在金山上数钱。

对于小型企业来说，存在一个规模阈值：当企业规模过大时，企业主能获取的利润反而会降低。这是企业主难以逾越的一条鸿沟。无论他们如何努力，企业向下一个阶段的发展都会频频受阻。在这个阈值之上，只会发生两种情况：要么所有人放弃开疆拓土的幻想；要么接受自己的命运，承认自己的企业所能提供的，不外乎是活多钱少的工作。

实际上，如果这些企业主能放下手中的生意、甩脱作茧自缚的牢笼，转到该行业寻找一份管理工作的话，他们的生活反而会因为工作时间和压力的减少、福利待遇的提高而变得轻松不少。也有一部分企业主能左右逢源，游刃有余。他们从不加班，却拥有令人垂涎的现金流，生意也欣欣向荣。

很多企业主将他们的疲累归咎于行业的疲软。事实上，某些行业的确处于衰退阶段，首先涌进脑海的就是实体书店和音像租赁行业。如果你碰巧是这些夕阳产业，甚至僵尸产业中的一员，最好的选择就是退出行业、及时止损，而不是继续在经济旋涡中下沉。如果你已在相关行业奋斗了多年，这会是一场异常痛苦的取舍。

对大部分人来说，他们对于行业的抱怨更像是在推卸责任。我经常能听到这样的声音：

○ 这个行业竞争太激烈了

○ 边际效益太低了

○ 客户都被电商抢走了

○ 广告越来越没效果了

事实上，上述问题只是一面之词，并不意味着行业真的出了问题，毕竟还有不少人在相同的行业中如鱼得水。然而这些如鱼得水的人，到底有什么诀窍呢？

多数小企业主都会落入一个陷阱。畅销书作者迈克尔·格博（Micheal Gerber）曾在《突破瓶颈》（*The E-Myth Revisited*）中提及这个陷阱。格博将其描述为“企业主突发症”。所有患者都有一个共性：

他们都是各自领域非常专业的技术人员，如水暖工、理发师、牙医等。当遇到契机的时候，他们会思考："为什么我还要为现在的白痴老板效力？既然我在这个领域是专家，我可以自己创业。"

这往往是大部分小企业主犯下的最大错误。他们离开"白痴"老板，选择自己变成白痴老板！关键在于，你是某个领域的专家并不意味着你能经营好这个领域的生意！

让我们再回到之前的例子，一个优秀的水暖工可能并不是水暖公司的最佳经营者。这就是我们需要重点关注的差异，也是绝大多数小企业最终失败的原因。企业主虽然身怀卓越的技术，但是他商务技能的欠缺导致了企业经营的失败。

我并无意在此危言耸听，打消大家创业的积极性。不过你必须着力提升商业经营能力，而非已经掌握的技术技能。如果你深刻理解并掌握了这一点，并且知道如何经营一家成功企业，那么可以说，经营企业是你实现财务自由和个人价值的重要载体。

如果你的技术能力超群，并认为自己能在企业经营方面有所建树，那可以说你占尽了天时地利。本书的目的就是帮你拨云见日，教你如何打造一家成功的企业。

我小时候最喜欢的电视节目是《天龙特攻队》（*The A-Team*）。考虑到读者中也许有人没有看过，我将这档节目中99%的套路总结如下：

○ 坏人开始骚扰、威胁无辜的个人或群体；

○ 无辜个人或群体请求天龙特攻队（由一群退伍军人组成的佣兵组织）施以援手；

○ 天龙特攻队队员开始打斗，羞辱坏人，并把他们全部赶跑。

剧集总是以一成不变的画面结束：汉尼拔（天龙特攻队首脑）嘴里衔着雪茄，得意扬扬地喃喃道：“作战计划什么的，我最喜欢了。”

当情势危急，你向专业人士求助的时候，总能看到一个早已成型的计划正在付诸行动。专家总是有备而来。

○ 医生有治疗计划

○ 飞行员有飞行计划

○ 士兵遵从军事行动计划

如果以上各个领域的专家在服务或实践之中对你说：“去他的计划吧，我准备随机应变。”你会作何感想？而这正是大部分企业主的真实现状。

一成不变的情况是：当某人彻底搞砸一件事的时候，才后知后觉自己欠缺的是一个周密的计划。千万别让自己的生活和企业陷入这种情况。虽然没人能保证你的成功，但一个周密的计划能大大提升成功的概率。就像你绝不愿意坐在由“随机应变型”飞行员驾驶的飞机上一样，你也绝不想把自己的身家性命托付到一桩没有计划的生意上，因为这风险不是一般地高。一旦生意崩盘，你的婚姻、合伙关系、工作乃至更多，都会随之破灭。

自尊心不是最重要的，有备而来的才是专家。

在创立自己的企业之初我就发现，计划对于企业的存续是多么重要。不幸的是，我只看到了这么远。

我花了几千美元，雇了一位所谓的商务顾问（其实他名下一家成功的企业也没有），拿到了一份大部分小企业主不屑一顾的文件——商业计划。

这份商业计划长达好几百页，包含插画、图表、设计等内容。看上去很厉害，细究下来，其实什么都没说清楚。

收到计划后，我把它放在办公桌的第一层抽屉里，再也没动过。直到办公室搬迁那天，我清理办公桌的时候，它才重见天日。

我掸掉上面的灰，草草浏览了一下，就把它扔进了垃圾桶，懊恼自己为什么要在那个欺世盗名的商务顾问身上花那么多钱。然而，当我更加条分缕析地回顾这件事儿的时候，我意识到虽然所谓的计划是一堆废纸，但我和顾问的沟通过程仍有些许价值。我认清了自己生意中的关键因素，尤其是作为重中之重的“营销计划”。

事实上，我们形成营销计划的大部分工作是在为企业塑形，并为未来发展打好基础。这些都是后话了。现在，我要向读者们隆重介绍一个人，他提出的概念将成为你成功经营的关键。

维弗雷多·帕累托（Vilfredo Pareto）在我出生前半个世纪就已经辞世。虽然我和他缘悭一面，但我确信我们如果相见，一定会成为至交好友。

帕累托是一位意大利经济学家，他关注到意大利80%的土地掌握在仅仅20%的人手中。为此，他提出了“帕累托法则”（Pareto Principle），也就是我们熟知的“二八定律”。

事实证明，“二八定律”不仅适用于意大利的土地所有权，还适用于你关心的几乎所有事情。只要你愿意稍加思考，就能举出不少例子：

○ 80%的企业利润来自20%的客户

○ 80%的交通事故是由20%的司机引起的

○ 80%的软件应用来自20%的用户

○ 80%的企业投诉源于20%的客户

○ 80%的财富掌握在20%的人手中

伍迪·艾伦（Woody Allen）甚至说过：“生活中80%的成功源于出席。”

换句话说，帕累托法则所阐明的是80%的后果可以归结到20%的根源上。

我的这句总结可能有一定的偷懒之嫌，但这个结论却让我非常兴奋。

老话常说："必要是发明之母。"但我会说，发明之母不是必要，而是懒惰。毕竟我有良师益友帕累托为我作证。

事实上，无论你从事什么职业，你都能砍掉80%的努力，改为瘫在沙发里吃芝士玉米片。如果你不想花80%的时间坐在沙发里吃玉米片，那么做多于20%的事情就是你成功的捷径。在这种情况下，成功等于做更少的工作、赚更多的钱。

如果你觉得"二八定律"已经足够激动人心，那么"64/4定律"肯定会让你惊掉下巴。我们可以把"二八定律"应用到它自身。我们取80的80%、20的20%就得到了"64 /4定律"。总结来说就是，64%的结果可归于4%的原因。

换句话说，大部分的成功可以归因于最有效的4%的行动。再换句话说，有96%的事情都是在浪费时间（相对来说）。

更让人震惊的是，"二八定律"和"64/4定律"在很多方面都得到了精确的验证。如果你仔细研究20世纪人类财富分配的统计数据，就会发现4%的顶端人口拥有着64%的财富，20%的顶端人口拥有着80%的财富。尽管现在是"信息时代"，但你可以想象，

100 年前，只有富人才能很好地获取信息，因此对于他们持有 80% 的财富这一点是可以理解的。然而，在信息几乎人人唾手可得的今天，即便是最贫穷的人也能与最富有的人共享信息资源，但财富分配上的“二八定律”依然站得住脚，是不是有些匪夷所思?

这也证明了，信息缺失并不是底层 80% 的企业主失败的借口。真正在背后作祟的，是人类的行为和思维模式。很显然，这两者在 100 年中丝毫未变。

一页纸营销计划应时而生

我曾对世界上不计其数的企业主进行了观察和分析，最终发现了成功人士和失败群体的最大差异。

失败者愿意牺牲时间换取金钱，成功者愿意牺牲金钱节省时间。

为什么说这是一个巨大的差异呢? 因为钱可以再挣，时间却无法寻回。因此，当你不得不花费时间的时候，要确保将好钢用在了刀刃上。这种能达成“四两拨千斤”效果的原理叫作杠杆原理。杠杆原理就是富人越来越富有的秘诀。

这些影响巨大的杠杆活动构成了“二八定律”的 20% 和“64 /4 定律”的 4%。要想取得更大成功，你必须开始关注并扩展那些能给你带来最大影响力的事情。你可以在业务的各个领域寻找支点，也可以花些时间将自己的谈判技术提升 50%。这样一来，在与主要供货商谈判的时候，你就能通过沟通技巧的提升获得更合意的报价。

以上提议听上去似乎不错，但是当你经历了一天的奔波劳动之后，你只是在以往结果的基础上做了一次小小的加法，根本谈不上什么“大规模杠杆”。我们需要的不是单纯的加法，而是指数型的增长。

迄今为止，任何商业领域最大的支点都是市场营销。如果你的市场营销能力提高 10%，就能在原有的基础上建立一个指数型的增长。

威利·萨顿（Willie Sutton）是美国的一个银行抢劫犯，做了不少无本生意。在他长达 40 年的犯罪生涯中，他盗取了数百万美元，在监狱里度过了大半辈子并成功越狱 3 次。当记者米奇·欧恩斯塔德（Mitch Ohnstad）询问他为什么要抢劫银行时，他回答：“因为那里有钱。”说到商业，我们如此重视市场营销的原因也一样：因为那里有钱。

让我们再次回到之前提到的“错误示范”的故事。虽然我定制的商业计划成了一叠无用的废纸，但它还是提醒了我最具有价值的一点，即要建立一份完备的营销计划。

营销计划就是能催生 80%效益的那 20%。在我创立并经营企业的过程中，这一点已被反复验证。我将这一点深深地印在脑海中。

当我为小企业家进行培训的时候，我花了大量精力来指导他们建立自己的营销计划。

猜猜结果如何？真正完成的人寥寥可数。为什么？因为制订一份营销计划是非常复杂且费力的过程，大部分小企业主都不愿涉足。

因此，我要在这里再次请出那句话："懒惰才是发明之母。"我需要找到营销计划的精华，将其尽量简化，使其更易于操作、行之有效，并在小企业主间进行推广。就这样，"一页纸营销计划"（The 1-Page Marketing Plan，简称 1PMP）应时而生。

"一页纸营销计划"就是那份能够给你的企业带来 64%（甚至更多）收益的 4% 的努力，是你将"64/4 定律"应用于商业计划中的不二之选。有效地使用本书，可以将成百上千页的商业计划和成千上万小时的冥思苦想简化为一页纸，你需要做的可能只是花 30 分钟进行思考和填补。

更妙的是，这份商业计划能与时俱进，常用常新。你可以把它贴在办公室的墙上，随时优化更新。最重要的是，它很实用，没有管理学的陈词滥调，也没有难以理解的冷僻术语。它极易成型，极易理解，你不需要为它去读工商管理硕士（Master of Business Administration，简称 MBA）。

"一页纸营销计划"是营销执行领域的一次创新和突破。培训客户的依从率显著提升。这是过去既没时间也没金钱，更没途径去建立传统营销计划的小企业主们的福音。结果显示，他们通过本书理清了营销思路，收益节节攀升，不断向好。

我将在后文中详细介绍“一页纸营销计划”，但我认为从零开始还是非常必要的。“营销”本就是一个语义模糊的概念，业内不少所谓的“专家”都很难描述清楚。因此，在开启后文的讲解之前，我们先花些时间简单快速地理清这个问题：什么是“营销”？

有些人认为，所谓营销，就是广告、品牌推广或其他模糊的概念。虽然上述词汇都和营销相关，但在语义上并不统一，还是稍有差别的。

我举个简单的例子，也许你见过以下关于营销的、不含专业术语的表述：

如果你的马戏团即将到镇上表演，你手绘了一张招牌，上面写着“周六展览场即将上演大型马戏”，这是广告；

如果你把这个牌子挂在大象背上，并牵着大象走进小镇，这是推广；

如果大象贸然闯进镇长的花圃，当地报纸将此事登报，这是宣传；

如果你能通过鼓动唇舌，让镇长对此一笑置之，这是公关；

如果镇上的居民都赶去看马戏，你向他们展示了各式各样的展台，介绍如何在展台消费并回答他们的问题，最终他们在马戏团花了不少钱，这是推销；

如果以上环节你参与了全程策划，这就是营销。

没错，就是这么简单。营销，就是让理想的目标市场了解你、喜欢你、信任你并最终变成你的客户的战略。你所采取的与营销相关的具体行为被称为策略。在后文中，我们将详述战略和策略的区别。

在此之前你需要了解，在过去的几十年间，营销领域出现了一次翻天覆地的变化。世界总是变化的，仅此而已。

有一次，阿尔伯特·爱因斯坦正在给研究生班的学生分发考卷。考生们发现，这份试卷和一年前的一模一样。爱因斯坦的助教以为这是教授的疏忽，就出言提醒。

“真抱歉，先生。”助教羞涩地说，似乎在权衡如何向这位伟大的科学家指出他的过失。

“怎么了？”爱因斯坦问道。

“呃，关于您刚才分发的试卷。”

爱因斯坦耐心地等待着下文。

“我不确定您是不是留意到了，这份试卷和去年的一样，一模一样。”

爱因斯坦停下来想了一小会儿，说道:“没错，试卷没变，但答案已经变了。”

随着新发现的不断出现，物理学的答案也在随之更改。这种情况同样适用于商业和营销领域。

曾几何时，我们只是花一卡车的广告费在电话黄页簿上做广告，然后一年的营销工作就结束了。而现在，我们有谷歌（Google）、社交媒体、博客、网站和其他各种渠道以供挑选和使用。

不夸张地说，互联网为我们打开了一扇充斥着各种竞争者的大门。在过去，你的竞争者可能只和你隔着一条马路。而现在，他们来自世界各地。结果就是，本想尝试进行营销的人反而会陷入“明亮综合征”（“明亮综合征”会让人难以专注于一种策略并坚持到底。——译者注）从而出现“分析麻痹”。搜索引擎优化、视频、播客、付费广告等“火爆”的新工具、新渠道不断涌现，反而让人丧失了大局观，常常想放弃当前的策略，进行新的尝试，从而彻底迷失方向。

下面我为大家展示一下，人们究竟是如何陷入迷失的。

弄清楚战略和策略之间的差异，是成功营销的关键。

战略是站在大局角度、需要先于策略予以考虑的宏观计划。

设想一下，你刚刚购买了一块空地，想要盖房子。你会立刻下单购买一堆砖块，然后开始砌墙吗？当然不会，否则你最后得到的可能是一个不安全的烂摊子。

你应该做什么呢？你需要先雇用建筑工和设计师。他们会计划好所有的事情，从获得建筑许可到你想要的水龙头配件。也就是说，在挥动铁锹铲下第一锹土之前，你需要做好以上种种计划。这叫作战略。

战略形成后，你就知道了需要买多少块砖、在哪里打地基，以及打造怎样的屋顶等。现在你可以雇用砌墙工、木匠、水管工、电工等工作人员了。这叫作策略。

同时拥有战略和策略，你才有获得成功的可能。

只有战略而无策略会导致“分析麻痹”。无论你雇用的建筑工和设计师有多优秀，没人砌墙，房子就不会凭空变出来。到了某个阶段，总要有人站出来说：“好的，建筑蓝图已经画好了。我们也获得了建筑许可，开工吧。”

只有策略而无战略会导致“明亮综合征”。设想一下，手上没有任何计划的你，挥汗如雨地砌了一堵墙，却发现位置不对；费尽心力地打好了地基，却和你准备修建的房屋种类不匹配；开始挖掘游泳池，却发现挖错了地方。很显然，上述行为都没法得到满意的结果；而这正是目前多数企业主的现状。他们把一些随机的策略串在一起，希望能带来客户。如果在想法没有成型之前就急于制作企业网站，得到的不过是一份网页版的宣传手册罢了；听到任何风吹草动就着手在社交媒体上展开铺天盖地的宣传，最终往往适得其反。

要想成功，战略和策略必须齐头并举。战略是先决条件，它能够决定你需要采取的策略，也是营销计划价值的体现。营销计划就是设计师手中的蓝图，它能帮你招揽并留住潜在客户。

很多企业主会自欺欺人地认为，只要自己的产品足够好，就会自行打开市场。这种“酒香不怕巷子深”的概念能成为不错的影视剧情节，但作为商业战略，是万万不可的。作为战略，它成本过高，失败的风险太大。纵观人类商业发展史，惨遭市场淘汰的优质产品并不鲜见，如 Betamax [一种年份较早的 0.5 英寸（约合 1.27 厘米）磁带的格式，最终在与更便宜的 JVC VHS 设备竞争中失利，被淘汰出市场。——译者注]、苹果牛顿（世界上第一款掌上电脑，由苹果公司于 1993 年开始制造，因在市场上找不到定位、需求量低而停止发展，并于 1997 年停止生产。——译者注）、激光光盘等。仅举几例，不再赘述。

想获得商业上的成功，仅靠良好甚至优质的产品是不够的，必须将营销列为商业活动的重点项目。

不妨问问自己，在什么时候客户才能体验到你的产品或服务？答案肯定是在购买之后。如果他们不买，他们就永远没有机会体验。正如 IBM 开创者托马斯·沃森（Thomas Watson）的名言：“买卖之前，没有真相。”

因此我们需要理解一个重要的概念：高质量的产品和服务是维系客户的工具。如果客户从我们这里获得了高质量的产品和服务体验，他们自然会从我们这里购买更多产品，并介绍给其他客户，最终通过口口相传的好口碑帮我们建立一个良好的品牌形象。然而在维系客户之前，我们需要考虑的是如何获取客户（即如何做好市场营销）。成功的企业家往往是从营销开始的。

直接营销——小预算，大效果

接下来，我准备向大家展示如何最快捷、最省力地搞砸自己的生意。但我真心希望你千万不要将以下的行为付诸实践。这些都是部分小企业主在进行市场营销的时候走过的弯路。

这些都是非常普遍的问题，也是大部分小型企业营销失败的核心问题。

假如你是一名小企业主，你肯定考虑过市场营销和广告。那么你准备采取什么措施？如何确定产品的广告呢？

大部分小企业主最常见的决定，就是看一下同行业的成功大型企业是如何操作的，然后如法炮制。这听上去还挺符合逻辑的：复制他人成功的经验，最终也会获得成功。

但真的是这样吗？

事实上，这是最快搞砸生意的方式，且大量小企业就是这样走向尽头的。以下是导致失败的两个最主要的原因：

大型企业拥有完全不同于小企业的营销计划

大企业和小企业的营销方式是截然不同的，它们的战略和事务优先级也存在很大的差异。

作为大型企业，它们需要优先考虑的事务如下：

- 取悦董事会
- 安抚股东
- 满足上级的偏好
- 满足现有客户的预期
- 赢得广告奖或创意奖
- 获得各式各样的委员会和持股人的支持
- 获利

而对于小型企业，企业主关注的是获利。

你可以看到，大型企业和小型企业在营销重点上有着天壤之别，因此在战略和执行方面也存在巨大差异。

1 000 万美元与 1 万美元的差别

企业战略随着企业规模的变化而变化。理解这一点至关重要。你认为那些动辄投资摩天大楼建设的超级玩家和小型资产散户投资者的战略有区别吗？答案当然是肯定的。

对大型企业行之有效的营销战略不一定能在小型企业中收获相同的效果。你不可能凭空造出第 101 层的空中楼阁。你必须先打好下面 100 层的基础。

如果你在广告费用方面的预算为 1 000 万美元、预期回报盈利周期为 3 年，那你所采用的战略肯定与 1 万美元预算、预期即时盈利的战略不同。若采用大型企业的营销战略，1 万美元的预算根本就是沧海一粟。因为你的战略选择和目前的企业规模不匹配，这 1 万美元将被彻底浪费，打了水漂。

大型企业的市场营销，通常又被称为“大规模营销”或“品牌推广”。此类广告营销的目的，就是向既有客户和潜在客户做好品牌宣传，让对方了解你提供的产品和服务。总之核心理念就是，你做的广告越多，品牌宣传越到位，你的产品就越有可能成为客户消费时的首选。

大多数大公司的营销都属于这一类。如果你曾看过某些知名厂商，如可口可乐（Coca-Cola）、耐克（Nike）和苹果（Apple）

的广告，你就能理解“大规模营销”了。这种营销方式非常有效，但成功实现这一目标需要投入大量金钱和时间上的预算。它需要你渗透到各种各样的广告媒介，如电视、纸媒、广播和网络，并且循环往复地长时间播出。

大型企业通常拥有专业营销团队和大规模的广告预算，且生产线往往是提前几年计划好的，因此对它们来说，金钱和时间不成问题。但对于如法炮制的小型企业来说，问题就凸显出来了。目标市场群体每天要接受成千上万种营销广告的轰炸，小企业投放的只言片语会被淹没，根本来不及引起客户的注意。小企业只能眼睁睁地看着营销投资打了水漂，前仆后继地倒在营销的战场上。

这并不意味着小企业不擅长进行“品牌推广”或“大规模营销”，只是它们没有足够的预算，从而无法实现从量变到质变的效果。除非将上千万美元划作营销预算，才能提高营销成功的可能性。

品牌推广、大规模营销和自我营销是大型企业选用的最主要的营销方式。为了达到理想的营销效果，大型企业必须投入巨额预算并借助各类昂贵的媒体。

复制成功的套路是个聪明的法子，但在实操之前要充分考虑整套战略的可行性。基于旁观者的眼光所审视的营销战略和实际操作还是存在很大差异的。如果你模仿的战略拥有和你完全不同的事务优先级和预算水平，那么你很可能无法获得期望的营销成果。

现在我们一起来看看，对于中小型企业来说，成功的营销战略是什么样的。

直接营销（也称直接反应营销）是市场营销的特殊分支，它可以让中小企业以较小的预算获得突破和竞争优势。它出现的目的，就是为中小型企业主提供可量化的投资回报率。

如果把面值 10 美元的纸钞按照每张 2 美元的价格卖给你，你会买多少？当然是能买多少买多少！直接营销的游戏名称是“打折的钱”。举例来说，你在广告上每花掉 2 美元，就能从销售额中获得 10 美元的收益。

同时，直接营销也是一种“道德推销”。这种营销方式聚焦于潜在客户的特殊需求和问题，旨在为客户提供助益和解决方案。它也是小型企业唯一支付得起的、能深入潜在客户认知的营销方式。

当你采取直接营销方式时，它就脱离了品牌识别工具的范畴，成为一种挖掘潜在客户的工具。直接营销的设计初衷是对客户产生实时刺激并诱导客户采取某种行动，如主动注册邮箱地址、电话咨询更多产品信息，甚至直接登录网站下单。

究竟什么才是直接营销呢？简单来说，它有以下八个特点：

它是可追溯的。所谓可追溯，即当客户对营销作出反应的时候，你能及时了解到是何种媒介、哪条广告引发了这次反应。这个特点和大规模营销、品牌推广正好相反。在后两者中，没人知道究竟是哪条广告触动了客户的购买神经，可能连客户自己也不知道。

它是可量化的。当你知道哪些广告得到了回应，以及从每个广告中获得了多少销售额，你就可以精确地衡量每个广告的效果，并对资本回报率较低的广告进行变更或剔除。

它使用引人注目的标题和销售文案。直接营销一般都拥有一个博人眼球的标题，能引起潜在客户的强烈兴趣。它精彩的销售文案堪比一位跃然纸上的资深推销员。相较于广告，它的文案更像是一篇社论，因此其被潜在客户阅读到的可能性至少要提高三倍（可读性至少要高三倍）。

它聚焦于特定群体和商机。直接营销往往聚焦于特定的地理区域或商机群体，旨在为更加细化的市场提供服务。

它提供特定要约。通常情况下，直接营销能为客户提供量身定做的超值套装商品组合。这类营销的目的并不是实现销售额，而是鼓励潜在客户采取下一步措施，如参与免费问卷调查。直接营销主要了解客户的兴趣、愿望、担忧和厌恶，其重点落在客户一方，而非广告商一方。相反，大规模营销或品牌推广则是站在广告商的角度，一次性推出一份放之四海而皆准的、宽泛的营销产品。

它需要客户作出回应。直接营销有一种“行为召唤”的力量，它能诱导潜在客户从事某种特定行为。它不仅能诱发客户作出反应，还能“捕获”反应。对营销感兴趣、有大概率成为客户的群体会通过简单的方式作出反应，比如一个普通的电话号码、一个免费的录音留言、一个网站、一张传真回执、一张回执卡或优惠券等。当潜在客户作出反应后，他的联系信息可能会被“捕获”，从而使得营销方有进一步接触的机会。

它包含多步骤和短期的跟进。“捕获”发生后，你已经了解了客户的个人信息、教育背景或厌恶偏好。而这些信息都包含着非常重要的因素，这时你要适时地给出第二份“难以拒绝的要约”，鼓励客户采取下一步措施。其形式可以多种多样，如拨打电话预约、直接造访展示厅或门店等。随后，再通过函件、电邮、传真、电话等多种渠道与客户保持频繁接触，但要注意控制好接触的时机和频次。

它包括对于未转化客户的跟进维护措施。因为某些原因，没能在后续短期跟进中转化为客户的群体也是存在的。对于企业来说，他们相当于银行的潜在储户。他们会在后期的规律接触中逐渐“成熟”。

直接营销是一个深层的主题，拥有不同的侧面。你根本不需

要花几年的时间钻研成为营销专家，《绝对成交：一页纸营销计划》能帮你迅速执行直接营销。我会在书中逐条列举操作程序，帮你迅速上手，简易快捷地搭建直接营销体系。

“一页纸营销计划”表格的设计初衷是让你随着对本书的深入阅读，在对应区域进行填写，从而形成一份专属的、个性化的营销计划。表 0－1 是一页空白的 1PMP 表格：

根据营销流程的 3 个不同阶段，我们最终能画出一张九宫格。很多著名的戏剧、电影和小说都按照经典的“三幕剧”结构进行划分，好的营销流程也不外如是。下面，让我们逐项浏览一下这部“三幕剧”。

直击痒点的营销三部曲

营销如同一场远征，我们要带领目标客户越过重重险阻抵达成功彼岸。我们要在客户之中从无到有地打开知名度，直到他们成为我们的忠实拥趸。

在这场远征中，我们需要依次经历营销的三个不同阶段，即“前期”“进行时”和“后期”。

表 0-1 我的“一页纸营销计划”

前期（潜在客户）	1.我的目标市场	2.我向目标市场传达的信息	3.用来接触目标市场的媒介
进行时（准客户）	4.我的首要的客户捕获系统	5.我的准客户培养系统	6.我的销售转化战略
后期（客户）	7.如何提供世界一流的体验	8.如何提高客户终生价值	9.如何有效协调和激励推介

前期

前期阶段涉及的受众是“潜在客户”。在前期阶段的初期，潜在客户甚至都不知道你们企业的存在。如果能在这个阶段的竞争中脱颖而出，最直接的结果就是潜在客户知道了你们的存在，并表现出一定程度的兴趣。

【示例】汤姆（Tom）是一名企业主，工作非常繁忙，苦于无法实现笔记本电脑和智能手机的信息同步。他上网搜索解决方案，瞥到一条标题为《解锁商务 IT 系统的五个冷门小技巧》的广告。汤姆点击了广告链接。弹出的网页显示，如要获得免费文档下载，需要输入自己的电子邮箱地址。汤姆意识到这份文档的重要性，便毫不犹豫地提供了电子邮箱地址。

进行时

进行时阶段的受众是“准客户”。在进行时阶段开始时，准客户已经对你们的产品或服务表现出了一定程度的兴趣。这一阶段的成功将带来准客户的第一笔订单。

【示例】汤姆从下载的文档中受益颇多。这份文档中包含了他过去从未听闻的窍门和建议，尝试后确实为他节省了不少时间。不仅如此，撰写这份文档的 IT 公司还通过电子邮件向他发送了更多有价值的方法和信息，并随信附赠汤姆一份免费的 21 点 IT 审计服务。汤姆表示接受。这份审计服务非常专业周到。审计指出，由于电脑设备陈旧和各种软件已过时，汤姆的 IT 系统处于非常脆弱的状态，而售后服务在 6 个月前就到期了。IT 公司表示，基于以上审计结果，他们可以派遣一名计算机工程师帮助汤姆解决所有问题，并在服务费上给了一个诱人的折扣。汤姆接受了 IT 公司的服务，下了订单。

后期

后期阶段的受众叫“客户”。在后期阶段开始的时候，客户已经向你支付了一笔费用。这个阶段永远不会结束，如果处理得当，就会产生一个良性循环：客户变成回头客，不断下达订单，成为产品或服务的忠实拥趸，并持续不断地向周围的受众推荐你们产品和服务，介绍新的潜在客户。

【示例】来访的计算机工程师三下五除二地解决了系统问题，给汤姆留下了非常深刻的印象。他不仅非常准时、彬彬有礼，还用直白浅显的语言为汤姆的疑问提供了解答和说明。更重要的是，他严格遵守了公司“首次维修不收任何费用”的业务准则。次日，来自 IT 公司总部的跟进人员主动联系了汤姆，并询问他是否满意公司提供的服务。汤姆明确表示，自己非常满意。

在这通跟进的电话中，汤姆获赠了一份维护大礼包——在之后的每个月都会有资深技术人员上门为 IT 系统体检，只收取极为低廉的固定服务费。除此之外，还有一份终极技术支持，即无论汤姆在何时遭遇何种问题，都可以免费拨打电话寻求实时帮助。汤姆再一次接受了服务。从此以后，每当汤姆遇到 IT 系统问题或因为维修耽误了宝贵的业务时间的时候，这条免费的服务热线都能为他提供巨大的便利。汤姆对 IT 公司的服务非常满意，并且不遗余力地推荐给身边的 3 位朋友，既有高尔夫俱乐部的球友，又有公司共事的好友。

以上对营销计划三个阶段的描述可以汇总为表 0–2，我们可以根据图表和上述内容，俯瞰营销流程的全貌。

接下来，我们要深入了解构成“一页纸营销计划”的 9 个方格。

表 0-2　营销计划的 3 个阶段

阶段	受众	这一阶段的目标
前期	潜在客户	了解你的企业，并表现出兴趣
进行时	准客户	慢慢对企业产生好感，并下达第一笔订单
后期	客户	信任你的企业，频繁购买，并向其他人推荐

提示

1. 可以通过扫描旁边的二维码获得“一页纸营销计划”表格；

2. 本书在设计伊始，就包含互动成分。因此，你在阅读本书的过程中会发现不少“指示牌”，帮你找到“一页纸营销计划”的网站。你可以登录 1pmp.com，以获取更多相关文章和视频信息。

ACT I

THE “BEFORE” PHASE

第一阶段

前期：锁定目标市场

为什么将所有人定为目标市场是个糟糕的主意？

如何从平庸之中脱颖而出？

为何“声名远扬”反而是个失败的策略？

如何在广告中获得合意的投资回报率？

如何使你的企业免于陷入“单点故障”？

如何为企业、产品和服务起一个响当当的名字？

第1章

不做 浓雾中央的弓箭手

选择目标市场是第一阶段中最为关键的步骤。通过选择目标市场，可以确保信息被更为精准的投递，从而实现更好的营销效果。通过正确聚焦目标市场，你可以在投资的时间、金钱和精力上获得更高的回报率。

在本章中，你需要重点关注的是：

○ 为什么将所有人定为目标市场是个糟糕的主意

○ 为什么大规模营销对你的企业弊大于利

○ 如何正确使用“PVP”指数（personal fulfillment, value to the marketplace and profitability，自我实现、市场价值和收益率指数）来选择完美的目标市场

○ 为什么我们要聚焦商机，鹤立鸡群

○ 如何让价格变得无关紧要

○ 罗列一长串产品和服务的广告方式为何不可取

○ 如何深入潜在客户的思想，理解他们的真实需求

取悦所有人，就是得罪每个人

当我向不少企业主询问，他们的目标市场究竟是谁的时候，大多数人的答案是“所有人”。这个答案相当于没有目标市场。作为商家，他们热衷于获得尽可能多的客户，期望获得最广泛的市场。这个想法看上去似乎符合逻辑，实际上却错得离谱。

很多企业担心贸然缩小目标市场会将潜在客户排除在外。其实这是菜鸟才会犯的低级错误。在本章中我们将了解到，为什么排除部分客户反而对企业更有利。

正如在引言中所说，大多数大型企业的营销模式被称为“大规模营销”，有时候也被称作“品牌推广”。在这种营销模式中，企业如同站在浓雾中央的弓箭手，向各个方向放箭，期待射中目标用户。大规模营销的背后，正是企业“打出知名度”的愿望。我一直没弄明白他们究竟想去“哪里”打出知名度，以及在打出知名度之后要做什么。无论怎样，这种理论的核心就是，只要你广播的信息足够多，总会吸引一些听众，部分甚至会转变为愿意掏钱的客户。听上去似乎和那个在浓雾中晃荡、向各个方向随机射出箭矢的弓箭手

没什么两样。你可能会想："如果弓箭手向各个方向射出的箭矢足够多，总会撞上几只猎物，不是吗？"可能会，但对于中小型企业来说，这并不是理想的营销方法，因为它们没有足够的箭（即资金）来击中它们的目标，也没有足够的时间来获得良好的投资回报。如果小型企业想在营销上取得成功，它对于目标市场的定位必须像激光束一般精准。有时候，人们将其称为"商机定位"或"利基"。

对焦利基市场，制造高频需求

在我们进一步深入之前，先对"利基"下个定义。所谓利基，是指针对企业的优势细分出来的市场。我们以健康美容行业为例。"健康美容"是一个比较宽泛的分类。一家美容沙龙能提供非常广泛的服务，如日光浴、脱毛、面部护理、按摩、塑形等。假如我们取出以上服务中的一种，比如塑形，那么塑形就是我们的利基。当然，我们也可以进一步将服务细化为产后塑形，这就是定义更为精确的一种利基。你可能会想，如此细分目标市场，真的有必要吗？让我来告诉你原因。

你的财富是有限的。如果目标市场过于粗放，营销信息会被稀释，从而很难获得理想效果。

“相关性”是另一个关键因素。我们做广告的目的是让潜在客户感觉到：“嘿，这个产品太适合我了。”如果你是个刚刚生完孩子、急需甩掉脂肪的妈妈，那么专注于产后塑形的产品是不是能格外引起你的兴趣？答案是肯定的。如果我们的美容沙龙广告中除了产后塑形，还列举了一大串其他服务，又会怎么样呢？客户肯定会迷失在琳琅满目的服务中。

一个 100 瓦的灯泡，就是家中常用的那种，只能照亮一个房间。相反，一束 100 瓦功率的激光却能切割钢铁。即便能量相同，结果也天差地别。两者的差异就在于“专注”的程度。这个道理放在营销领域依旧成立。

我们再以一位摄影师为例。摄影师通常会打出如下广告，列出各式各样的服务项目：

○ 肖像照

○ 结婚照

○ 家庭照

○ 商务照

○ 流行艺术照

虽然上述项目对摄影技术的要求大同小异，但是人们会找商务照摄影师给自己拍结婚照吗？一位准新娘会在一生中最神圣的那天，找一个替卡车说明书拍照片的摄影师为自己服务吗？答案是显而易见的。

所以，如果一位摄影师真的打出了这样的广告，又没有和这两类相异的客户群体分别打好招呼的话，很有可能会被双方同时忽视，因为他的服务没有相关性。这也正是我们缩小目标市场的原因。如果你想成为“万金油”“路路通”，结果往往事与愿违。这并不意味着我们只能向客户提供单一的服务，只是需要明白，每一种服务都是一种独立的活动。

瞄准一个狭小的利基市场可以让你成为小池塘里的大鱼。这种策略使你能够垄断某一细化市场，或者某一个地域的销售，而这些都是在广泛经营的前提下所无法实现的。这种“宽只寸许，深及千尺”的专注足以造就一个领域的专家。一旦你成为某一利基的“主宰”，就可以移步到另一个高度明确的利基上，并将其征服。这样一来，你既享有细分市场的优势，也充分发挥了企业的发展潜力，一举两得。

专业制胜：高定价策略的支点

如果你刚刚患了心脏病，你是会找专业的心内科大夫就诊，还是综合医生？答案当然是选择专家。既然准备找专家就诊，你是否能认可他的收费会高于综合医生？应该会的。虽然专家收费要高一些，但在这个背景下，价格并不是一个需要考虑的问题。

为什么价格变成了无关紧要的因素？这就是为利基市场服务的美妙之处。无论是心脏手术还是产后塑形，如果你是相关领域的医疗专家，就能向病患收取更高的诊费。因为在病患看来，你和一般的综合医生不同。作为专家，你能更精准地处理相关领域的难题，所以专家的酬劳理应高于普通医生，也应该受到更多的尊重。

因此，只要你能抓住目标市场的真实需求，就能获得可观的报酬。你需要介入潜在客户脑海中已经发生的对话，最好是直逼那些日夜困扰他们的事儿。只要能够对此善加利用，企业的状况肯定会获得巨大改善。

把所有人都当作目标客户等于放弃了所有客户：这会扼杀产品和服务的“专业性”，使其沦为同质产品价格竞争的牺牲品。相反，缩小目标市场、成为某个领域的专家反而会带来更好的结果。在萌生缩小目标市场的念头后，你自然会甄别出哪些该坚持、哪些该放弃。千万不要小看这个步骤的重要性。对很多小型企业来说，这是它们瞻前顾后也不敢迈出的一大步。“广撒网、多抓鱼”是它们一贯的思路，但不是明智的做法。成为某一利基的“主宰”，随后逐步推进，慢慢蚕食市场才是明智之举。千万不要急功近利，否则会稀释传导信息，减弱营销的力量。

吃透客户，定位目标消费群体

相信你已经对缩小目标市场的作用有所了解，接下来就看你的了。和大多数企业相同，你目前可能也活跃在多个细分市场内。我们还是用摄影师的例子，也许他能够胜任如下工作：

○ 结婚照

○ 企业摄影

○ 新闻摄影

○ 家庭肖像照

这些都是摄影大类下的细分市场。

为了寻找理想的目标市场，我们需要用 PVP 指数进行说明。我们为你服务的每一块细分市场赋予一个数值，最大为 10。

P——自我实现（personal fulfillment）：你和这类客户打交道的时候开心吗？享受吗？有时候，我们不得不为了金钱而和难缠的客户周旋。在这里，你要评估你有多喜欢和这个细分市场打交道。

V——市场价值（value to the marketplace）：细分市场是

如何评价你的工作的？他们是否愿意为你的工作支付高额酬劳？

P——收益率（profitability）：你在细分市场内的盈利是否可观？有些时候，即便你索要了高额的报酬，却依旧难以盈利，甚至还会蒙受损失。要记住，“营业额”并不重要，“盈利额”才重要。

PVP 指数的概念是我厚颜无耻地从弗兰克·克恩（Frank Kern）那里偷过来的。

在摄影师这个例子中，他的 PVP 指数如表 1－1 所示：

表 1-1　摄影师的 PVP 指数分析表

婚纱照 自我实现=5 市场价值=7 收益率=9 **合计：21**	**新闻摄影** 自我实现=9 市场价值=7 收益率=2 **合计：18**
企业摄影 自我实现=3 市场价值=6 收益率=9 **合计：18**	**家庭肖像** 自我实现=9 市场价值=8 收益率=9 **合计：26**

显而易见，对于摄影师来说，理想的目标市场是拍摄家庭肖像的客户。这一细分市场的优势非常明显：妙趣横生，收益率高，市

场价值高，收费多。这并不意味着摄影师不能接受优势利基之外的工作，但是目前我们需要集中力量进行突破，需要将激光束打在理想的目标市场。一旦我们在这个领域获取主导地位，就可以转而征服其他领域。反之，如果我们一开始便将有限的精力分散到各个细分市场，那么所有的努力就都付之东流了。

我们理想的目标客户究竟是谁？我们需要吃透他们各方面的属性。他们的性别、年龄、地理位置都是什么？有他们的照片吗？如果有，就将照片打印出来，边审视他们边回答以下问题：

- ○ 他们晚上为什么不睡觉？他们睁大双眼望着天花板是因为什么？是消化不良导致肠胃不适吗？
- ○ 他们在怕什么？
- ○ 他们为什么生气？
- ○ 他们在生谁的气？
- ○ 他们每天会遇到什么郁闷的事儿？
- ○ 他们的生意或人生正在经历，或将经历哪些变革？
- ○ 他们心底最隐匿、最热切的欲念是什么？
- ○ 他们在作决定的时候会不会有什么内在的偏见？比如，工程师们都特别擅长分析。
- ○ 他们有喜欢用的语言或术语吗？

- 他们都订阅了什么杂志?
- 他们经常浏览哪些网站?
- 他们每天的生活都是什么样子的?
- 他们在这个市场中表现出的主导情绪是什么?
- 他们最渴望的东西究竟是什么?

这些并不是理论性的、空泛的问题，它们是通往营销成功的钥匙。无论你采取的营销措施多么完善，除非你能潜入潜在客户的脑海、洞察他们的需求，否则一切努力都是白费。除非你自身就是目标市场的一员，很清楚自己在想什么、想要什么，否则就只能花大量的物力和时间进行深度调查、访谈和研究。

创造鲜活的客户形象，启发共情

了解潜在客户最有效的方法就是创造一个化身。先别担心，我并不是要讲什么怪力乱神的玩意儿。所谓“化身”，就是对目标客户和他们的生活的一种深入细致的探索和描述。就像是警方的侧写专家，通过对细节的模拟和拼合，在你的脑海中创造一个鲜活的客户形象。这样能帮助你从客户的视角出发，模拟他们的生活，从而洞悉他们的需求。

在市场中，客户也是千姿百态，有“决策人”型，也有“影响者”型。模拟不同类型的客户也是一项重要工作。举例来说，如果你是一家为小型财务公司提供 IT 服务的企业，就很有可能会与企业主及其助理打交道。为此，我们创造了两个“化身”：其一是马克斯·卡什（Max Cash）先生，一名成功的财务规划公司老板；其二是卡什先生的助理，安杰拉·艾赛斯坦（Angela Assistant）。以下是两个“化身”的资料：

马克斯·卡什：

- 男，51 岁。
- 他拥有一家成功的财务规划公司，在过去的十年间成长飞速。起初，卡什供职于毕马威会计师事务所，后来独立创建了自己的公司。
- 他获得了学士学位，后来又读了 MBA。
- 已婚，有两个十多岁的女儿和一个小儿子。
- 他在上层中产阶级聚居的郊区有一座五室的房子，在那里住了四年。他的座驾是一辆两年车龄的梅赛德斯 – 奔驰 S-Class。
- 他麾下有 18 名员工，在自己的办公大楼里办公。他的公司距家有 15 分钟车程。
- 公司的年交易额能达到 450 万美元，主要为服务性收入。

- 他的员工里没有专业 IT 人员，大部分和 IT 技术相关的业务都交予私人助理安杰拉·艾赛斯坦处理。
- 他每月花 4 000 美元购置行业需要的电脑软件和最新的财务数据。他知道这些软件能为他和客户提供帮助，但也明白这些软件还有很多功能没有得到充分利用。
- 他的办公室服务器和系统是软件经销商组装出来的“大杂烩”，从安装至今没有做过几次保养和维护。备用系统非常陈旧，且没有做过测试。他是高尔夫球爱好者。办公室内陈列着不少与高尔夫相关的纪念品，各处都挂着他打高尔夫球的照片。他的电脑壁纸是圆石滩高尔夫球场的远景图。在业余时间，他喜欢和朋友、商业伙伴们打高尔夫球。
- 他喜欢阅读《华尔街日报》(*The Wall Street Journal*)、《彭博商业周刊》(*Bloomberg Business Week*) 和一份当地报纸。
- 他使用 iPhone 手机，只用于接打电话，有时候会收发邮件。

根据以上信息，相信你已经大致了解了如何通过模拟客户生活来获取有效信息。接下来我们将目标转向另一个“影响者”型的“化身”身上：

安杰拉·艾赛斯坦：

○ 女，29 岁。

○ 目前单身，和一只叫点点的猫租住在一间两室的公寓内。每天搭乘公共交通上下班，通勤时间为 30 分钟。

○ 她井井有条，妆容精致，热情洋溢。

○ 3 年前，公司开始高速增长之时，安杰拉成为马克斯的私人助理，现在已经成为马克斯身边不可或缺的得力干将。

○ 她组织马克斯的日常事务，管理他的手提电脑和手机，以马克斯的名义接打电话等。她一手维系着马克斯的业务，从办公用品购置到 IT 事务再到人力事务，事无巨细。

○ 虽然顶着私人助理的头衔，但她的工作远不止于此。她兼任了办公室经理甚至是总经理的工作。当某些事务需要处理、协调和组织的时候，总能看到她的身影。

○ 虽然精通科技，但在某些技术性、专业性较强的 IT 领域还是会捉襟见肘。

○ 下班后的业余时间，她会去健身房健身，喜欢看 Netflix 的新剧。在周末会与朋友聚会，喜欢夜生活。

○ 她喜欢上网浏览美容、时尚、名人八卦的相关内容。

○ 她的大部分收入都花在出行、娱乐和网购 (尤其是网购，貌似成瘾) 上。因此，虽然薪水很高，但常常入不敷出，信用卡有 1 万美元左右的欠款。她知道自己需要精打细算，但生活中的诱惑实在太多。

○ 她手机不离手，经常处于收发信息、使用社交 App 的状态。

你也可以找到一个真实存在的形象来替代“化身”，并将他 / 她作为目标客户来探索需求。希望你现在已经意识到创造“化身”究竟能提供怎样的便利——它是你磨炼营销手段的模拟战场，能帮助你正确洞悉潜在客户的需求，在打造劝介信息前帮你做好万全的准备。

本章行动项目

你的目标市场究竟是谁?

将它填写在“一页纸营销计划”九宫格的第一个格子里。

第2章 苹果橘子营销学：打造你想传递的信息

大部分的营销信息都很无聊、束手束脚，因而效果欠佳。为了在众多营销信息中脱颖而出，你必须为目标市场打造一个博人眼球的劝介信息。一旦你吸引了潜在客户的注意，劝介信息会诱导目标市场作出回应。

本章需要重点关注的是：

- 为什么广告数量众多，效果却不甚满意？除了广告我们还能做些什么？
- 如何从平庸之中脱颖而出？
- 为什么只打“价格战”是行不通的？
- 如何为目标市场设立劝介信息？
- 历史上成功的广告标题范例。

○ 如何深入潜在客户的思维并介入讨论?

○ 如何为企业、产品和服务起一个响当当的名字?

一个广告，实现一个目标

我花了很多时间浏览各种形式的、来自地方甚至全国的媒体——不是为了读文章，而是为了读广告。这个习惯持续了很多年，从我眼前晃过的广告如过江之鲫，大部分都很无聊且同质化严重，其效果可想而知。能让我眼前一亮的广告鲜有出现。要知道，企业浪费在这类广告上的资源，包括金钱和机会都是惊人的。大部分商业广告是按照以下结构和套路展开的：

○ 企业名称

○ 企业 LOGO（商品、企业、网站等为自己的主题或者活动等设计的商标）

○ 一份产品或服务的清单

○ 声称能提供最好的产品、最佳的服务或者最优惠的价格

○ 声称“免费咨询”

○ 联系方式

总结起来，就是几个名字、一个清单和几串数字。企业主幻想凭着这种广告就能让客户迅速地主动上门，大量购买产品和服务。这就是“偶然营销”，即期待符合各项标准的客户在合适的时间和地点，碰巧看到了合适的广告，从而产生购买行为。

如果这些“偶然”不会发生，自然也就不会有人去做广告了。事实上，在随机情况下总会有几笔成功的销售，也正因如此，“偶然营销”开始大行其道。通常，这种情况会令企业主身心俱疲：一方面，广告确实要花费一笔资金；另一方面，他们担心如果撤掉广告，本来就屈指可数的客户也会流失。谁知道到了下周，客户量会不会像预想的那样猛增呢？

这些企业就像在赌场玩吃角子老虎机一样。他们投入硬币，摇下拉把儿，然后期待着头奖的降临。但大多数时间，机器只是吞掉了他们的硬币。偶尔他们也能中个小奖挣回几美元，这只会让他们重燃希望，投入更多，无异于饮鸩止渴。

现在，是时候有目的地开展市场营销了。我们要让吃角子老虎机变成自动售货机，将随机的收益和靠天吃饭的心态转变为可预测的费用和回报。

为了顺利开展有目的的营销计划，我们需要先审视两个至关重要的因素：

- 做广告的目的是什么？
- 广告关注的重点是什么？

我曾向几名企业主询问他们做广告的目的，得到了以下的回答：

- 品牌推广
- 一炮而红
- 让客户了解产品和服务
- 销售量
- 让客户打电话咨询

这些不同的目的，不太可能通过一个广告来全部实现。对于小型企业来说，它们一贯的做法是少花钱、多办事，一石二鸟尤佳。结果是钱花得不少，事儿却没办好。

我的经验是，一个广告，能实现一个目标就可以了。如果广告中的某些要素不能实现这个目标，就会造成主题偏离，最好的方法是将其剔除。最典型的例子就是公司名称和公司 LOGO。记住，广告空间寸土寸金，千万不要让无意义的信息占用宝贵的资源，它们只会让客户的注意力从你试图传递的信息上偏离。

广告不一定要立即促成直接销售，只需要让潜在客户举起手来、表示出兴趣就可以。这样一来就降低了潜在客户的抵抗心理，还能顺便搭建起一个营销数据库，它将会成为你的企业最有价值的一笔资产。

一旦认清广告的目标，你就需要思考与潜在客户的沟通方式及内容。你希望潜在客户下一步采取何种行动？拨打免费电话下达订单？还是电话咨询或登录企业网站索要免费样品？抑或是申请一份免费报告？你要形成一个明确的“行为召唤”目标，而不是一句笼统的套话：“如有需要，请联系我们。”

你需要了解潜在客户的下一步举动，以及你所需要的反馈信息。除此之外，为潜在客户提供多种采取行动的渠道。如果他们的“行为召唤”的结果是下达产品订单，就为他们提供充分的线上、线下渠道，如网上订购、电话订购或是通过邮寄优惠券订购。在沟通方式上，潜在客户的偏好因人而异，因此要提供多种渠道进行响应，促使他们使用最便利的方式作出选择。

你是否参加过某种形式的聚会或集会，身边的人能花一整晚的时间滔滔不绝地谈论自己？这种情况下，你很快会陷入无聊的境地，脸上挂着尴尬的微笑，礼貌地频频点头，精神却游离到千里之外，感觉安全出口的标志变得越来越诱人。

大部分小企业的广告也是这样，总是不顾听众，过度重视自我。它们并没有聚焦潜在客户的需求和问题，只关注企业的自我扩张。

无论是公司名称、公司 LOGO、产品或服务清单，还是最好的产品、最佳的服务或最低廉的价格等宣传口号，所有因素都好像在大声叫嚷：“嘿，看我！看我！”

不幸的是，市场竞争太过激烈。当所有人同时大喊“看我！看我！”时，你的声音会被淹没在吵闹的背景声音中。相反，直接营销重点关注目标市场的需求、想法和情感。凭借这个优势，你能轻易介入潜在客户脑海中已经发生的对话，与之产生更深层次的共鸣。你的广告也会从其他 99% 只顾自己叫嚷的广告中脱颖而出。

千万不要成为那个整晚谈论自己、引人厌恶的人，这会将潜在客户逼成择路而逃的无辜听众。更重要的是，不要抱有任何侥幸心理，必须明确自己想要达成的目标，以及想要诱导潜在客户采取怎样的行动。

创建个性化的 USP，让产品与众不同

很多小型企业并没有存在的理由。如果从它们的网站或产品包装上拿掉公司名称和 LOGO，客户根本分辨不出究竟是哪家。它们和同行业其他企业没什么区别。它们只是企业主兴趣使然的创造和用来偿还账单的工具，有的情况甚至更糟。

从客户的角度来看，他们并没有必须从这些厂商手中购买产品

的理由。如果有销售额发生，只能说明有人碰巧购买。这类企业在零售行业尤为常见。它们偶尔达成的销售只是瞎猫撞上了死耗子。没有客户会专门为了购买它们的产品而大费周章，也没有客户会主动想起它们的产品或者怀念它们。听上去很残酷，却很真实。

问题在于，这些企业只是行业内“趋同”企业的一部分罢了。这些企业如何定价？如何决定该生产哪种产品？如何进行营销操作？大多数情况下，它们只是如法炮制其他竞争对手的做法，或者只作出些许微调。不过对某些成功经验进行效仿无可厚非，甚至能算是一步好棋。然而这些企业忽视的问题是，它们效仿的竞争对手和自己隶属于同一产业，在同一片海域内挣扎求存。它们同样没有令人信服的理由来吸引客户。也就是说，这些企业将决定成败的因素一股脑押在“瞎猜”和“模仿”之上，后果可想而知。

一段时间后，一些企业决定摆脱这种苟延残喘的现状，准备尝试“市场营销”。它们开始用同样无聊的“趋同”信息，营销“趋同”产品。效果不难预料，肯定是收获寥寥。更悲惨的是，通过营销增长的销售额甚至无法完全抵偿营销费用。

情况是这样的：在首次尝试营销时，一击即中的概率微乎其微。即便是最老练的营销人员也无法保证首战告捷。胜利需要以多次试错为代价。只有经过大量的尝试和权衡，才能实现目标市场、营销媒介和营销方式的完美契合。

不过对于小企业来说，无论在时间、金钱还是精力上，可能都无法承担试错的成本。更糟糕的是，基于“趋同”的产品和服务，可能连翻身的机会都没有。

不妨将市场营销想成一个放大器。举个例子。譬如你告诉一个人你是做什么的，可能对方只是耸耸肩，不置可否。然后你将范围扩大为 10 个人，可能这 10 个人也不会表现出什么兴趣。如果你通过市场营销，将信息传递范围扩大至 1 万人，那么你凭什么认为这 1 万人会对你感兴趣呢？

如果你从一开始就缺乏对企业存在意义的清醒认识，那你凭什么期待客户会从你这里，而不是从竞争对手那里购买产品呢？一旦如此，市场营销就成了一场逆境战，而你，则凶多吉少。

你所需要的，就是形成属于自己的“独特销售主张”（Unique Selling Proposition，简称 USP）。它也是大部分企业主遭遇的“瓶颈”。他们常常会发出类似的感慨：“我是卖咖啡的，可是咖啡有什么独特的？”

真的吗？那我们何不都去 7-ELEVEN（日本伊藤洋华堂公司所属便利店）买仅售 1 美元的咖啡？为什么要在某些店面门口像排队上厕所一样等着购买售价四五美元的咖啡呢？认真想想吧，你经常会在同质产品上多花三四倍的钱。

再想想饮用水，这恐怕是地球上产量最为丰富的产品了。当你在便利店或自助售卖机购买瓶装水的时候，有没有想过，你正兴高采烈地花着 2 000 倍的钱，购买从家中水龙头里就能轻易获得的产品。

在以上两个例子中，产品的性质并没有改变，但围绕产品的环境和其他要素，如包装和获取方式发生了改变，它们的价格也天差地别。

USP 的目标就是帮助客户想明白一个问题：为什么我要从你这里买，而不是去你的竞争对手那里买？

还有一个小测试：如果我把企业名称和 LOGO 从官网上拿掉，客户还会凭借产品分辨出你和其他竞争对手的差别吗？

大部分人的误区就是将“优质产品”或“优质服务”错认为自己的 USP。有两点值得注意：

○ 产品和服务的质量只是一种预期，是一种成功的商业范例，但不存在什么独特性。

○ 产品和服务是否优质，客户在购买后才能作出评价。有效的 USP 在购买行为前，就能够成功吸引客户。

当客户开始询价的时候，其实你的企业也变成了一种商品。对于小型企业来说，当自己处在商品的地位、以价格作为交易基准的时候，其实是非常危险的。竞价到底，往往会以破产告终。

正确做法是形成属于你的 USP，将你摆在一个全然不同的地位上。到那时，潜在客户在你和竞争对手之间，需要作出的并非同质产品之间的比较和择优，而是在两种截然不同的产品中作出“买苹果还是橘子”的选择。

如果你能通过 USP 和对手形成“苹果还是橘子”的差距，才能继续探讨下一个问题——价格。你会发现，形势依然非常严峻，因为总有人卖得比你便宜。

事实上，真正拥有独特性的产品和企业并不多，我常常听到的疑问是：“如果我的产品并不独特，要怎么形成 USP 呢？”

在指导你们打造 USP 的时候，我喜欢问两个问题。如果能给出这两个问题的答案，你就能取得营销和财务上的成功：

○ 为什么客户要消费？

○ 为什么客户要去你那里消费？

你必须对这两个问题，有清晰、简洁、可量化的答案。别说什么“我们是最好的”“我们产品的质量是最好的”等含糊其词的答案。

你们产品的独特优势究竟是什么？这种优势不一定要体现在产品本身。平心而论，真正独特的产品凤毛麟角。独特性可以体现在产品的包装、运输、售后甚至销售方式上。你需要搞清楚的是，你怎样做才能完全吸引客户的目光，即便对手就在马路对面，客户也会义无反顾地选择你，而不是他。做到极致之时，客户甚至会在你的门前彻夜排队，而对你的对手不屑一顾，就好像他们想要买橘子，而对手却在卖苹果一样。

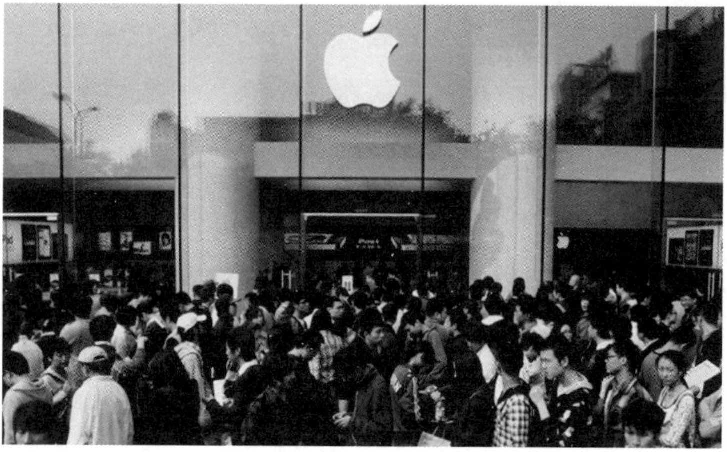

图 2-1 人们彻夜排队购买苹果新品

潜在客户读心术

我们都想拥有读心术，搞清楚潜在客户的真实想法。他们究竟想要什么？通常他们想要的不是产品，而是产品所能带来的结果。两者之间的差别似乎很模糊，实则有天壤之别。

举个例子。花 50 美元买手表的人和花 5 万美元买手表的人，他们买到的东西是不一样的。后者更注重高价手表带来的地位、奢华和排他感。当然，和花 50 美元买手表的人一样，他们想让手表显示时间，但这不太可能是核心动机。

为了深入了解潜在客户的想法，我们必须先搞清楚客户消费的真正动机。一旦你在这个问题上有所突破，就能根据潜在客户的真实需求，打造你的专属 USP。

举个例子，如果你是一名印刷商，自然会被归入商品经营的圈子。你想要跳出商品经营的圈子，越快越好。当然，跳出圈子并不等于跳出印刷行业。但你要有意识地改变自己的市场地位。别再卖名片和宣传册，只顾着印刷生意。你需要停下脚步，问自己一些开放式的问题，如“你为什么要做一个印刷商？你的目标究竟是什么？”潜在客户根本不想要名片和宣传册，那只是他们实现生意上某些目的的手段而已。

你大可以邀请客户进行座谈，问他们：“你们想要实现的目的是什么？我们先来作个评估，看看你是否能通过这些印刷品实现你的目的。”通过带着客户捋清整个流程，你就可以向他们收取评估费用。如果他们真的准备使用你的印刷品，再谈价格也不迟。但这时的你在他们眼中不只是一名印刷商，而是一位能戳中他们需求点且值得信赖的印刷顾问。

你要知道，潜在客户总是面临三个选择：

○ 从你这里买

○ 从你的对手那里买

○ 什么都不买

也许你会觉得，竞争对手才是最棘手的问题，其实不然。在现实中，你最大的对手是客户的惰性。因此，你首先要解决的问题是“客户为什么要买”，其次你才需要思考如何吸引他们到你这里买。

我们生活在一个信息琳琅满目的时代，每天成千上万的消息让我们应接不暇。如何将信息变得直白有效才是你需要关注的重点。

你能用最简洁的一句话说明产品的优势和特性吗？

你需要谨记一个重要概念：混淆会导致客户外逃。你的产品越复杂，就得越留心。很多企业主天真地认为，客户产生困惑的时候会想尽办法与厂商取得联系，以便获取更多信息。这个想法简直错得离谱。当你混淆了客户，也就失去了客户。

面对每时每刻的信息轰炸，客户们总会有更多的选择，因此面对混乱的信息时，他们真的没有什么兴趣去作更深入的了解。

把 1 000 首歌装进口袋

当你的产品和服务受到客户的广泛好评，脱颖而出的时候，你该如何为产品和服务定价呢？

在我给出答案的时候，我能预想到会有不少企业家在底下窃窃私语："说起来容易做起来难。"原因可能在于，在大家通常的认知中，"成就卓越"意味着在视野上高瞻远瞩，拥有独特性和创造性，而这些通常是我们平常人难以具备的特质。

咖啡店老板很可能会说："伙计，我只是个卖咖啡的，怎么才能变得卓越呢？"这就引发了一个常见的问题："如何在销售过程中脱颖而出？"

我们先来看几个例子。

当我们谈论"卓越"这个词的时候，并不意味着你的产品或服务必须拥有独特性。相反，独特意味着危险、艰难和高昂的成本。然而，虽然你不必拥有独特性，却必须变得与众不同。对于一家咖啡厅来说，如何才能变得与众不同呢？让我们接着看下去：

如果一家咖啡厅在提供饮品的时候，在服务中多赋予一些"艺术"元素，你认为会增加多少成本？我猜，几近于零吧。我们只需要给咖啡师多些培训、在每杯咖啡上桌之前多花几秒钟而已。

你认为有多少客户愿意为增添了"艺术"元素的咖啡买单呢？

店里的咖啡要比街边的咖啡贵 50 美分，你觉得会有人继续光顾吗？我认为答案是肯定的。每杯贵 50 美分，再乘以每年数十万杯的销量，这笔额外利润就变得相当可观了。

不过，你觉得这咖啡有什么独特性吗？其实一点也没有。它只是和同质产品稍微有些不同。但是这些许的不同能带来惊人的利润。

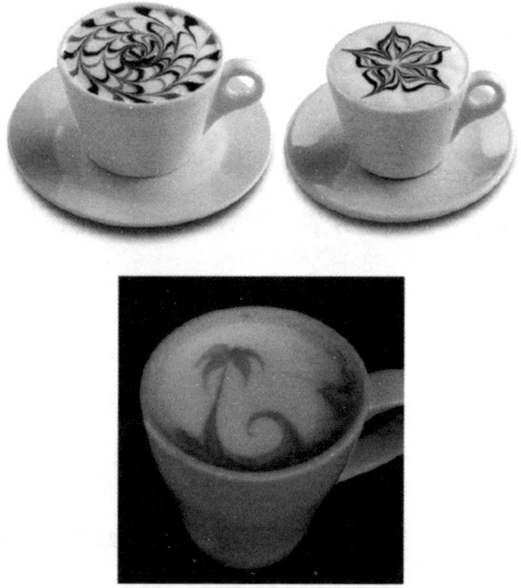

图 2-2　加少许的艺术，产生惊人的利润

下面是另一个例子。大家都知道，在网购之后，我们会收到一封电商发来的购物确认邮件。一般会包含如下语句：“您的包已整装待发。若您未能及时收到，请速与我们联系。感谢您的购买。”

接下来，让我们看看 CD Baby 公司如何通过一封与众不同的确认邮件，为客户打造卓越的购物体验，从而为自己争取到更好的市场营销机会。

您的 CD 正由佩戴着无菌手套的工作人员从 CD Baby 的货架上取下，安全放置在小缎枕上。由 50 名员工组成的团队正在仔细检查您的 CD，对外壳进行抛光，以确保它在邮寄前维持最佳的品相。

我们来自日本的打包专家点燃了一支蜡烛，嘘声示意周围的人群安静，并将您的 CD 放入在我们能采购到的最好的、饰以金线的包装盒中。

我们举办了美妙的庆祝活动，一行人欢乐地游行到邮局。波特兰小镇上的所有居民都对您的包裹挥手送行，高呼“一路顺风”。而您的包裹，正搭乘 CD Baby 公司的私人飞机，于星期五，即 6 月 6 日，火速赶往您的身边。

我们都衷心希望您能在 CD Baby 拥有愉快的购物体验。您的照片正挂在我们“年度最佳客户”的展示墙上。虽然全程下来，我们都稍感疲累，但仍希望您能尽快再次造访 cdbaby.com!

这封订单确认邮件曾被成千上万次地推送至客户邮箱，并被难以计数的博主和网站疯狂转载。CD Baby 的创始人德里克·希维尔斯（Derek Sivers）通过这封非凡的邮件吸引了成千上万的新客户，居功至伟。

我再次强调一遍，即便商品不独特，但如果能将原本无趣、平凡的元素加以包装和转换，达到让客户会心一笑的效果，便能为企业创造免费的病毒式营销。

下面还有一个例子，关于另一个高度竞争的商品产业——消费电子产品行业。

当苹果公司发行被称为“业界传奇”的音乐播放器 iPod 的时候，他们本可以像其他厂商一样，在广告中突出这款产品“50 亿字节的存储能力”或其他技术特性。但他们是如何进行推广的呢？

只有一句广告词：“把 1 000 首歌装进口袋。”

真是营销鬼才！大多数客户根本不理解“50 亿字节”是什么概念。他们也搞不清楚什么技术术语。但是“把 1 000 首歌装进口袋”这句广告词，任谁都能直观感受到产品的优势，一目了然。

iPod 并不是市场上第一款便携式音乐播放器，甚至也不是最好的一款，但它能力压群雄、独占鳌头的原因，就是用最快捷的方式说服客户去主动购买。

要注意的是，在以上 3 个例子中，客户购买的并不只是产品本身，更多的是产品提供的附加价值。

卖家之所以能获得产品溢价，是因为他们旨在为客户提供一种卓越的购物体验。客户不仅乐意支付额外的费用，还愿意把产品或服务信息传递给他人来奖励卖家。为什么？因为我们都想和别人分享愉快、非凡的体验。

你能为自己的企业提出什么卓越的点子？如果能搞清楚这个问题，你就离成功不远了。

学沃尔玛“赔本赚吆喝”，你将一输到底

经常有人问我：“难道我不能把最低价作为 USP 吗？”当然可以，但你能确保你的产品价格比市面上所有竞争对手，甚至是好市多（Costco，美国最大的连锁会员制仓储量贩店。——译者注）、沃尔玛（Wal-Mart，美国的世界性连锁企业。——译者注）这样的大型连锁超市的价格都低廉吗？不太可能吧。

总会有人作出比你更大的“赔本赚吆喝”的决心。我的建议是不要贸然行动。以价格低廉作为 USP，有的时候并不是那么有说服力。如果你经营的是一家中小型企业，想在与大型超市对垒的价格战中胜出，基本无望。说实话，你可能也不想这么做。通过稍高的定价，你反而能获得一个质量更高的客户群。虽然这看

上去有点反直觉、说不通，但低端客户给你带来的损害要远远高于高端客户。我曾在多个行业的多家企业中目睹甚至亲身体验过。

除了降低售价，更好的选择是提升产品的附加价值。如绑定附加福利、添加售后服务、个性化问题处理，这些都是提升客户体验的好方法。最重要的是，这样做的成本很低。同时，这也是你在“苹果还是橘子”的选择题中获选的筹码，跳出“赔本赚吆喝”的游戏。

最后，千万不要记恨游戏中的玩家，不要讨厌游戏。千万别搞价格战，虽然这个念头难以抗拒。踏踏实实地建立自己的USP，基于它来发展企业、打好自己的游戏才是正道。

作为企业主，尤其是行业内部复杂的企业主，能用简明扼要的方式阐明问题是一种真正的艺术。为了将USP进行浓缩和提纯，必须要建立一个“电梯法则”。

所谓“电梯法则”，就是用一种简洁、反复演练过的方式，对你的企业及其价值主张进行高度浓缩的阐释。它非常简要，以至于能在电梯到达目标楼层之前说明完毕。换句话说，只需30~90秒的时间。

听上去确实俗气了些，而且你可能也用不上这个所谓的“电梯法则”，但构思这个法则的过程能帮助你理清思路，找准传递信息中的关键点，从而建立有效的USP。在后文马上就要涉及的“创建要约”章节中，“电梯法则”的真正价值才会彻底体现出来。

如果有人在电梯间问你："您是做什么的？"接下来的 30 秒才是对话的重点。只是在绝大多数情况下，这段时间都被浪费掉了。大部分人给出的只是聚焦自身、含混不明、没有任何意义的答案。大部分人的答案，其实就是和自身相关的最高头衔。只因他们认定，问询人将根据问题的答案认定他们的价值。一位清洁工可能会回答："我是一名废物管理技师。"

我曾经问一位女士她从事何种工作。她回答："我是一名高级活动建设人。"这个答案并没有让我搞清楚她的具体职业，于是我刨根问底。直到最后我才明白，她在音乐会或体育场馆的大型活动中为观众安排座位。

确实，这个世界上有些人惯于通过工作中的头衔来评价别人的人生价值，但我们完全没有必要随波逐流。对于这个问题，我们可以找到一个更好的回答方式而不是搜肠刮肚地寻找高级的同义词来含糊其辞地吹嘘。

下一次，若有人询问你的职业，你不妨拿出电梯游说的这番说辞。面对日常生活中各种不同的语境，它都能有效帮助你不着痕迹地传达营销信息。

显然，我们都不希望遇到一个咄咄逼人、惹人嫌恶的销售员，因此为"电梯法则"设计一个合理的架构显得非常重要。给自己设置夸大其词的头衔是大部分人难以跳出的怪圈。这只会给听众带来混乱以及“这个人究竟在说什么”的困扰，反而无法起到加深印象的积极效果。

糟糕的营销聚焦于产品和企业自身。而卓越的营销，尤其是直接营销将目光集中在客户和问题 / 方案之上，这也是我们希望通过“电梯法则”达到的营销效果。我们希望客户记住的是我们解决问题的能力，而不是向客户强加概念的印象，抑或是冗长且毫无意义的头衔。

卓越的营销会带领潜在客户走过一个长廊，中间经过问题、解决方案和例证。“电梯法则”的特征亦是如此。

如何才能在有限的 30 秒内有效地向客户传达这三方面的内容呢？下面展示的“三步走”公式是我所见过的最有效的形式：

第一步：进行问题描述。“你知道 ××× 吗？”

第二步：提出解决方案。“嗯，而我们的应对方法是……”

第三步：举出现实例证。“其实……”

这里有几个例子：

保险推销：你知道吗，大部分人在生活环境变化后，很少对自己保险合同的承保范围进行回顾和确认。而我的应对方法就是帮助客户确保承保范围和现有环境维持匹配。其实就在上个星期，我的一位客户遭到了抢劫，但他投注的保险覆盖了全部损失，因为我帮他及时更新了合同的承保范围。

电气工程：你知道吗，大型企业的电力供应中断会拖垮业务关键系统。而我的应对方法就是给企业加装一套备援系统来提供持续稳定的电力。其实 XYZ 银行的备援系统就是我设计的，正是它确保了该银行能够 24 小时正常运营。

网页设计：你知道吗，大部分企业的官方网站其实都过时了。而我的应对方法就是在企业计算机上安装一个操作简易的软件，让员工自行升级网站，根本不用专门花钱找网站设计师帮忙。其实我最近刚帮一个客户装了这个软件，使得它每年在网页设计方面能够节省 2 000 美元。

这个模板能帮你快速设计一份聚焦客户 / 问题，而非产品 / 个人的游说词，帮你立于不败之地。

卖货的秘密：创建难以拒绝的要约

在营销流程中，这一步至关重要，却被大部分人忽视。在实际操作中，企业主们经常给出一些无聊的折扣促销或直接复制对手们的做法，敷衍了事。

要记住，一定要让客户理解，你的产品和服务有多么与众不同。如果无法从这个角度说服客户，他们会将“价格”作为唯一的选择标准。如果小摊 A 的苹果卖 1 美元 / 千克，小摊 B 看上去质量相同的苹果却卖到了 1.5 美元 / 千克。单凭目前所掌握的信息，你会买哪家的苹果呢？

而你的工作，就是创建一份让客户精神一振的、与众不同的要约，从而将你与竞争对手完全区别开来。

不过，在动手创建要约之前，先问自己两个问题：

- 你对自己的产品和服务最有信心的究竟是哪一方面？比如，假设客户在心愿完全达成的情况下才会付钱，你准备为客户提供哪些产品和服务？换句话说，你究竟能为目标客户解决哪些问题？
- 在你提供的产品和服务中，你最想向客户推荐的是哪一种？

除此之外，还有一些附加问题能帮你打造出更好的客户要约，如：

- 目标客户究竟想买什么？比如，客户想要的并不是保险，而是心安。
- 你能获取的最大利益是什么？

○ 如何甄选感情充沛的词汇和语句来吸引目标客户的注意力？
○ 潜在客户的目标究竟是什么？你该如何去实现这些目标？
○ 在要约过程中，你能承受的极限（包括给予客户承诺的上限）究竟是什么？
○ 有什么引人入胜的故事可以利用吗？
○ 还有人在向客户销售类似的产品或服务吗？他们是如何销售的？
○ 有人在市场上尝试过销售类似的产品或服务吗？他们为什么会失败？

市场营销活动失败的最大原因之一是在要约过程中毫无计划，敷衍了事。蹩脚无趣的要约会让成功概率下降 10% ~ 20%。

在营销过程中，要约是最为重要的环节，你需要花费大量的时间和精力来搭建一份正确合理的要约。

许多企业主经常犯的错误之一，就是没有将产品和客户进行正确匹配。这就是为什么在投入营销活动之前，“一页纸营销计划”需要搞清楚的首要问题也是最重要的问题，就是如何识别特定的目标市场需求。

现在，我们已经打好了地基，想要在上面大展身手，创建一个能让潜在客户精神为之一振的要约。它将掏空客户们的钱包，将竞争者敷衍了事、平淡无奇的要约一并踩在脚下。

最简单的方式是和潜在客户对话，直接询问他们的需要。实现的方式可以是调查问卷，也可以是更为正式的市场调查。

值得注意的是，很多人在见到商品之前根本不知道自己的真实需求。另外，当人们应对问卷或市场调查时，给出的答案多是出于逻辑思考。但消费是情绪化的产物，直到购买发生后人们才会后知后觉地用逻辑进行反思。所以一定要在问询过程中辅以观察。

如果向豪车的市场受众咨询他们买车时最看重的因素，你很有可能会获得经过审慎逻辑思考后的（不尽真实或半真半假）的答案，例如车的质量、可靠性、舒适度等。实际上呢？他们最看重的只有一点：地位感。

亨利·福特（Henry Ford）有一句常常被引用的名言："每当我问客户需要什么的时候，他们总是会说需要跑得更快的马。"

我所推荐的营销调查方式，就是对目标市场的实际购买欲和需求进行全面分析。

首先，寻找一个市场平台，如亚马逊或易趣，逐项观察各个产品分类。

其次，使用网络工具，如使用谷歌的 AdWords（关键字广告，谷歌的一种广告形式）关键词对搜索引擎进行分析，就是一个绝佳选择。

最后，看看哪些主题是社交媒体或行业新网站的流行趋势，用户们评论和反映的热点都是什么。然后，你可以通过这些工具将触角伸到全球范围内的客户群体中，获取时下最热的话题和想法，帮助你产生更好的营销创意。

读到这里，你应该已经明确了目标市场的真实需求，现在需要做的是将手上的产品或服务进行包装，变成一份客户难以拒绝的要约。以下将列出几项至关重要的元素，供大家参考：

价值：首先你需要考虑，你能为客户提供的最有价值的东西究竟是什么？如何让客户听从你的摆布，从 A 点出发到达 B 点，且在此过程中还能获取高额利润？

价值，才是要约中的症结所在。

语言：如果你不是潜在客户的一员，那么你需要学习掌握潜在客户的语言及市场中常用的术语行话。如果你经营的是越野小轮车，你需要谈论的是“endos”“sick-wheelies（病态的车轮）”“兔子跳”等这些行话，不能只专注于车辆的性能、优势和规格。如果你经营的是高尔夫球具，你就得明白“曲线球”“削球”“差点”的意思。

原因：在决定搞促销之前，必须要明确这样做的理由。人类是一种“朝三暮四”的物种，当有人开出一份极具诱惑力的价格时，他们会踌躇不定，跃跃欲试。

我曾领略过上述情形。当时我的企业尝试进行推广，故将价格压到竞争对手的一半。结果客户蜂拥而至，疯狂拨打销售热线，追问网站上公布的促销详情。

虽然我个人不建议你为促销编纂什么理由，但最好还是有一个站得住脚的原因。比如，清理旧物、损坏的库存，清理积压商品，企业或仓库换址等。

价值叠加：无论你将何种福利打包到要约之中，在潜在客户眼中都是一份显而易见的优选。这在营销中算是一步好棋，足以迅速引起客户的关注。但是我建议，你可以在恰当的时间提升福利的价值，哪怕高过产品的价值也不为过。你经常会在电视购物片中看到的“我们的礼品还不止这些……”“一次消费，获得两件商品”等广告，即是此理。

增销：当所有潜在客户都处于消费狂热之中时，就是你推出互补商品或互补服务的最佳时机。而互补产品往往是利润更高的商品，甚至要高于主打产品的利润。就像随汉堡附赠的薯条、延长的保修期、汽车的防锈漆等。它们不仅能让客户感受到商品产生的附加价值，还能让你在每笔交易中赚到更多。

支付方式：在高价产品的营销中，支付方式是一个至关重要的因素，甚至能决定客户的去留。

如果某种商品售价 5 000 美元，不妨把它分 12 期卖出，每期支付 497 美元。在大多数人的印象中，每个月付 497 美元要比一次性支付 5 000 美元更容易接受。另外，你也要记住，497 美元乘以 12 个月的总额要比 5 000 美元大得多。实际上，这个总额都快达到 6 000 美元了。

这样支付有两个好处。其一，每月回收的金额足以抵付一部分的营销费用；其二，分期支付的方式会给有意作出大额支付的客户造成一种“早付更便宜”的错觉，从而鼓励他们提前支付。

售后保障：我们在本章讨论过，要为客户提供“过分担保”。这样看似会转嫁客户与你进行交易的风险，让客户毫无后顾之忧。客户在与商家频繁打交道之后，几乎不再相信商家的任何声明了。客户并不是针对你，这是市场上的普遍行情。你需要让客户认识到，你能为他们提供“完全无风险”的交易服务，即当任何违约风险出现的时候，将由你来承担所有成本。所谓的“包您满意”只是一句无效而孱弱的空话。

稀缺性：你的要约需要具备一定的稀缺性，这样客户才会尽快采取购买行动。人类对损失的恐惧要远远高于对获得的渴望。然而，我需要再一次提醒你，你必须对产品的稀缺性有一个合理的解释。千万别让自己陷入言不由衷的辩解中。

在供给、时间和资源均受限的前提下，妥善使用文中的方法可以帮你在营销流程中获得先机。再辅以肉眼可见的倒计时和有限的库存，可以更为有效地激发客户“损失恐惧”的心理，引发抢购热潮。

正如上文所讲，为客户打造“难以拒绝的要约”需要同时考虑诸多要素。类似“九折销售”这种靠拍脑袋想出来的“促销妙法”只会浪费你在营销上投入的金钱和资源。稍微花些时间精心设计，客户转化率就会蹿升，收益也会屡创新高。

聚焦“痛点”，做客户的止疼药

试想，现在的你头疼欲裂。你打开陈列着药品的橱柜，眼光在各种开封的胶囊、药膏和维生素中穿梭，突然发现止疼药早就吃完了。于是你慌慌张张赶到药房，希望能买到解燃眉之急的止疼药。在这头疼欲裂的时刻，你会关注药品的价格吗？你会产生货比三家的念头，跑到其他药店去比较同样药品的价格吗？不大可能。你正处于痛苦之中，你需要的是立竿见影的效果。即便这款止疼胶囊卖到高于平常两倍甚至三倍的价格，你也会毫不犹豫地掏钱。

在病人处于“痛点”的时候，购药行为会显得有些“饥不择食”。

对处于同样状况下的客户和潜在客户来说，普通的营销手段会显得不合时宜。通常，大部分企业只能看到自身产品和服务的优势、特点，却忽视了客户的“痛点”。当病患捂着脑袋疼得打滚，药商还需要长篇大论地宣传止疼药吗？我看未必。这一点，在电视、汽车甚至咨询服务行业中其实没有什么差别。我们总能找到处于需求饥饿的客户和潜在客户。他们不想花时间去了解优势或特点，他们只想缓解疼痛而已。当你销售电视的时候，你只会兜售电视的优势和特点，例如支持 HDMI 四屏输出或 4K 分辨率，但大多数客户根本听不懂这些。设想一下，对于选购电视的客户来说，他们的痛点究竟是什么？其实就是把电视安全地搬运回家，拆箱，再花几个小时确保它能和其他电器成功连接，然后舒舒服服地看会儿节目。

既然如此，为什么不先将打折、宣传之类的抛在一边，踏踏实实地帮客户把电视运回家，安装好，帮客户调试出清晰的画面，确保电视能和其他家电和谐相处呢？帮客户解决痛点要比研究定价、兜售特点及优势重要得多。

在上文的例子中，假设我是客户，即便你销售的电视和竞争对手一模一样，只要你能从我的痛点出发，将服务与商品打包销售，就肯定能赢得我的青睐。不仅如此，我还会成为你们企业的忠诚拥趸，甚至推荐身边的人前来购买。因为你提供的不仅仅是商品，更是一套解决问题的方案。在我的眼中，你与其他厂商之间的差别，就像苹果和橘子之间那么大。试想一下，HDMI 四屏输出或 4K 分辨率怎能与这样的客户依赖度相媲美呢？

如果潜在客户将价格作为对商品的唯一考量标准，那么产品的特征和优势确实能有效地将他们转变为真正的客户。但事实却不尽如此。你的目标，就是成为能够帮助客户解决麻烦的人，成为他们的止疼药，这样才会在“苹果还是橘子”的选择中稳稳胜出。要记住，和“预防”相比，客户更愿意为“急症”付钱。针对已有痛点的治疗，要比对美好未来的许诺更能引起客户关注，更能取得客户满意，更能减小价格阻力。你要做的，就是找准行业中的客户痛点，然后成为客户的止疼药。

如果你擅长写一些令人信服的文字，那么恭喜你，你掌握了几乎是世界上回报最为丰厚的一项技能。如果你能陈述清楚潜在客户向你而不是向你的竞争对手求购的原因，且能顺利地帮助客户创造出“非你不可”的情绪和动机，那么你就能成为营销大师。

在之前的章节中，我们提过，直接营销采取的是和传统营销完全不同的销售文案。在直接营销中，我们的文案必须直戳目标受众的情绪按钮，从而营造出“触碰即爆炸”的轰动效果。因此我们必须避免使用一些传统的、温暾的、“专业的”词汇，要让文案产生一种类似交通事故的感觉——即便你不想看，也会按捺不住内心的好奇，回头瞄一眼。

直接营销的情绪型文案一般采用吸睛的标题、极具说服力的语言，驱使客户迅速采取行动。它们就是我们常说的“纸上销售员”。然而很多企业，尤其是向专业客户或商务客户兜售产品和服务的企业，认为情绪型文案并不适用于它们的营销市场。虽然对照市场量体裁衣本身无可厚非，但我们千万不要轻易低估情绪型文案所能产生的营销效果。

无论你是世界 500 强企业的 CEO，还是普通的清洁工人，都有着一副饱含情绪的皮囊，在消费上都属于事前感性、事后才会用逻辑进行反思的人类。“嘿，宝贝，我之所以买了那辆保时捷 911，不光是因为它安全，何况德国车就是靠谱。”没错，用这套说辞骗人去吧。

在与不少企业主私下会晤的时候，我发现他们的性格特点与在营销中体现出来的完全不同。老实说，为了看上去显得“更专业”，他们甚至都不敢在营销中展现出哪怕一点点个性。他们的营销通常平淡无奇。如果去掉 LOGO 和商号，甚至都无法判断出他们来自哪家企业。可以设想，如果他们的营销能像在人际交往中一样袒露个性，那么营销效果肯定会好很多。

在私下接触时，这些企业主都很聪明、风趣、满怀热情，但在营销文案中仿佛变成了木头人。突然之间，这些人摇身一变成了“专家”，开始使用在正常对话中不会用到的拗口词汇，比如“单向优势产品”“协同作用”“战略一致性”等。我相信你永远不会在与朋友或同事的日常交谈中听到这些词汇。

事实上，我们的购买行为发生在人与人之间，而不是人与企业之间。在“一对一”的交易体系中，企业主会重视与客户之间搭建友好关系。一旦上升到“一对多”的市场交易体系，他们就会变得不知所措，甚至将个人特性放在一边，变成“千人一面”的样子。需要再次强调的是，文案就是“纸上销售员”，需要精心打磨：当客户读到它的时候，好像是在和一名销售人员交谈。使用单调、无聊、“专业”的语言来撰写文案，只会令客户和潜在客户丧失兴趣。一味地重复无意义的陈词滥调、过多地强调自己在业内的地位，只会让你沦为另一家“趋同”的企业。而“趋同”的企业只能通过价格来吸引购买必需品的“最小公倍数”客户。

人们都喜欢兼顾可靠性、独特性和意见性的商品。即便他们和你有意见上的偏差，也会因为你的真实和开放给予你尊重。因此，尽情释放自己、展现自己的独特个性和风格，才会在同质产品的海洋中脱颖而出。我们不妨看看在电视节目中使用最为普遍的范例——新闻发言人的面部特写。为什么新闻节目要在宝贵的直播中浪费如此大比例的时间来展示播报员的脸呢？如果只收录播报员的声音，可以在新闻中播送更多的内容和简讯。

然而，节目中之所以穿插一定比例的脸部特写时间，就是为了给相同内容的新闻主题赋予更多的个性。这样做不仅能提升播报的权威性，还能让观众产生一种与可靠消息源进行一对一谈话的感觉。YouTube（目前世界上最大的视频网站）和 Facebook（美国的一个社交网络服务网站）能成为世界上最大的社交平台并非偶然。在这些平台上，人们可以对其他人的图像和视频作出回应。其实，我们对其他人的行为和话语是充满好奇的。

在企业营销中，你也可以对人类的这个共性善加利用。比如，你可以在官方网站上传一个简短的小视频，用手持摄像机甚至智能手机拍摄即可，时长在 5 分钟左右，让视频中的播报人员面对面地为客户介绍产品和服务。抑或是利用社交网站和客户、潜在客户双向互动。通过以上两种方式，与客户建立一种更深层次的关联，将自身的个性和特点有效地传达给对方。

不要总是想着藏在营销幕后，你要善用宣传渠道走到台前，给出意见、见解、建议和评论，展现自己的风格，散发真正的魅力。这样就能在客户中迅速树立良好的口碑，与其他无聊平淡的营销手段划清界限。

人们总是习惯在垃圾桶附近打开邮寄的信函。在阅读电子邮件的时候，鼠标也总是悬在“删除”按钮上。他们将邮件分为两类：一类是打开并阅读过的，另一类是没有阅读就被丢进垃圾桶的。人们总在追逐新奇有趣和不同的东西。如果你提供的正是这些，就能吸引他们的注意力。但一份“专业”的文字，多半是平淡无奇的，只会遭到忽视和丢弃。事实上，大部分企业并不敢发送风格独特的信息，似乎害怕引起别人的注意。他们害怕朋友、亲属、行业同僚的腹诽和议论，因此只能推出乏味的邮件和广告，沦为毫无特色的一员。其实，你需要考虑的只有一个群体：客户。坦白说，除了现有客户和潜在客户，任何人，包括你自己的意见都没有必要体现在营销文案中。对客户回应的采集、测试和量化才是评价文案有效性的唯一标准。

客户就是拥有渴望和诉求的芸芸众生，只不过他们从不说破。他们需要新鲜的事物以供关注和娱乐，即便只是一时兴起。而你的工作，就是满足他们的需求。

在广告中，哪怕只是一个词的变化也会对效果产生翻天覆地的影响。有些词语作用非常显著，能瞬间引燃客户的购买欲。举个例子，比如当你看到下面三个词语的时候：

- 动物
- 鱼
- 鲨鱼

哪个词语能让你产生最强烈的情绪波动？我猜应该是最后一个，但这三个词却可以同时用来描述一种生物。在撰写文案的时候，道理亦是如此。有些词汇能激发客户更强烈的情绪反应。下面是一组比较有说服力的词语，请大家参考：

- 免费
- 你
- 节省
- 结果
- 健康
- 爱
- 经……证实
- 钱
- 新的
- 容易的
- 安全
- 保证
- 发现

只需要在标题中更改一个字，你就能迅速收获期望的效果。记住，购买行为是情绪波动的结果，逻辑思维只是后知后觉的反思。妄图通过事实和数据向客户的逻辑大脑作成功的推销，无异于痴人说梦。

经分析，影响人类行为，尤其是购买行为的五大关键动因如下：

- 恐惧
- 爱
- 贪婪
- 负罪感
- 傲慢

如果你的文案没有触及以上任何一个情绪引爆点，就很有可能会变得无效。

标题，是销售文案中最为重要的元素。它的任务是吸引目标群体的注意，引发继续读下去的兴趣和欲望。从根本上说，标题就是广告的广告，必须紧紧围绕你想要读者深刻了解的主题。在你编写电子邮件主题、销售函件标题、网页标题的时候，都需要广泛应用到这项技能。

下文所示的标题，均摘自历史上非常著名的成功广告案例（如果你想了解广告史上最成功的 100 个标题，可以登录 1pmp.com.）：

- 当我坐在钢琴前面的时候，他们开始大笑——但当我开始弹奏的时候！

○ 还有谁想拥有电影明星一般的身材?

○ 由单腿高尔夫球手发现的惊人秘密为您的驱动器增加了50 码，消除了钩子和切片——并且几乎一夜之间可以从您的游戏中大幅减少 10 次冲击!

○ 一名被取消资格的律师的自白

○ 你见过成年人哭泣吗?

○ 致波特兰所有超重人士的一封公开信

○ 孩子的生命对你来说值 1 美元吗？

○ 一次奇怪的事故如何使我免于秃顶

○ 当政府冻结您的银行账户，然后呢？

○ 傻瓜特技如何让我成为明星推销员

○ 著名影星的妻子发誓要用她的新香水，不含非法性兴奋剂！

○ 隐藏在你农场里的利润

○ 证据：医生比枪更危险！

这些成功的、饱经考验的标题究竟是如何有效刺激客户的关键动因的?

恐惧，尤其是对损失的恐惧，是刺激客户购买行为的最佳情绪引爆点之一。何种文案能关联到客户的何种情绪，如果能洞悉这个秘密，你就能无往不利。

很多人曾经对这种“操控”客户的行为表示担忧。它就像一把双刃剑，可好可坏，可以为善，也可以作恶。一把相同的利刃，握在医生手中能拯救生命，落在罪犯手中却会夺走生命。不过无论怎样，我们都必须了解这种工具的有效性。况且在人的一生中，或多或少都会用到这个工具。

同样的道理，放在广告文案中亦是如此。它能成为一件营销利器，前提是能够善加利用，不能用来作恶。如果你卖的东西符合潜在客户或客户的最大利益，你就可以通过这个强大的销售工具为他们提供很好的服务。因为你有效阻止了客户从其他商家购买劣质产品或服务。

我们常常会在脑海中展开对话。有的时候，这可以看作一种“内在交流”。这种“内在交流”是因人而异的。准妈妈和退休老人、健身狂和沙发土豆的想法肯定是天差地别的。这也从另一个角度证明了，了解目标市场群体有多么重要。

一种客户的情绪引爆点，在其他客户的眼中可能不痛不痒。因此，在了解客户群体特征和定位情绪引爆点的时候，情绪型直接营销文案将会发挥难以替代的作用。

在动笔撰写文案之前，你需要对目标市场的思维和谈话习惯、语言和应答模式、心情和脑海中的内在交流了如指掌。什么会让他们恐惧？什么会让他们兴味索然？什么会让他们亢奋？什么会让他们跃跃欲试？

在文案编辑的实际操作中，“调查研究”往往是人们最容易忽视的环节，这也是很多精心打造的文案折戟沉沙的原因。在市场营销环节中，情绪型直接营销文案是最有力的工具。但我们必须清楚，它只是环节的一部分，只有经历了调查、撰写、监测和评估一整套完整的流程，才能击败 99% 的竞争对手，脱颖而出。

另一个介入客户内在交流的方式是“自曝短处”。在营销过程中，将企业的优势进行强力推荐也是人之常情。然而，这也会导致营销中的一种失策——只说长处，对短处只字不提。对自身明显的短处视而不见，换句话说，刻意隐瞒交易风险，这是新手才会犯下的错误。

杏仁体是大脑中主要负责恐惧情绪的区域。它掌控着人类面临生死存亡时的应激活动，并且通过恐惧情绪向我们警示危险。在漆黑的深夜，如果你被一位形迹可疑的人跟踪，感觉心脏跳到了嗓子眼，这说明杏仁体正在尽职尽责地工作。这是好的一面。然而，当杏仁体向潜在客户发出警告，禁止从你这里购买商品，这就是不好的一面了。

如果你经营着一家咖啡店或是一家医院，当潜在客户向你购买产品或服务的时候，他们大脑中的杏仁体会自动提示在交易中可能蕴含的风险。也就是说，杏仁体会对或轻或重的风险——小到买到一杯难喝的拿铁，大到横死在手术台——进行评估。无论风险大小，这类评估会在大脑后台日夜不休地进行。作为企业主和市场营销人员，一定要将这一点牢记于心。如果你试图绕过这个事实，杏仁体就会在潜在客户的脑海中任性妄为，最终将你的销售计划扼杀在摇篮里。既然客户无论如何都会在脑海中进行风险评估，为何不反客为主，积极参与，在客户自行发现问题、对你的印象损坏殆尽之前，提前甄别出各类潜在风险呢？

传统营销思维告诉我们要消灭所有反对意见。然而在现实中，我们基本上很难听到反对意见。在这个礼貌有序的社会，我们只会说出诸如“让我再考虑一下”之类的废话，其实在脑海中，杏仁体正在咆哮：“赶紧离开这儿！”因此，好文案的部分职能就是告知客户，你的产品和服务不适用于哪类群体。以下是三个最主要的原因：

首先，这样能帮你过滤掉目标市场群体以外的人，或与你的产品或服务不匹配的人。这样一来，你就不必在低端潜在客户或小概率潜在客户身上浪费时间。除此之外，还能有效减少不明真相的客户退货和投诉的情况。

其次，如果你率先挑明了产品或服务的适用人群，会让潜在客户产生信息对等的感觉，提升了产品或服务的可信度，从而能够有效赢得客户的信任。

最后，这会让潜在客户感受到一种前所未有的“私人定制”的独特感。换句话说，就是更有针对性和排他性。

另一个进入潜在客户内在交流的好方法是先弄明白客户嫌恶甚至嫉恨的“点”，然后在文案中与客户“同仇敌忾”。比如，如果你问别人：“为什么至今仍未成功？”最常见的回复可能如下所示：

- 经济形势疲软
- 政府打压
- 税率太高
- 差劲的家教
- 家人或朋友的反对
- 没有时间
- 缺钱
- 没机会
- 缺乏相关的技术和教育
- 领导不公正

这张单子还能列得更长，唯一的问题是你自己并不在这张单子上！

曾有主流报纸媒体对“生存成本压力”（即挣得少花得多）进行过一次全美范围内的调查。你可以在图 2－3 中看到美国人是如何将自己的境遇怪罪给环境的。

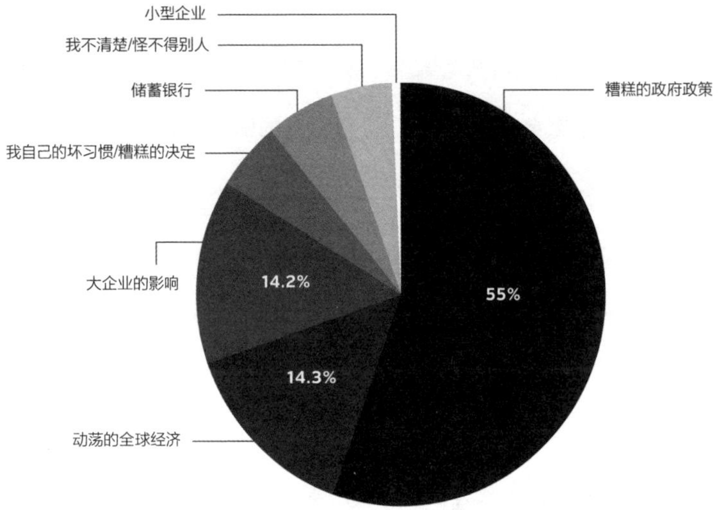

图 2-3 生存压力大，究竟该怪谁？

《安全研究杂志》(*Journal of Safety Research*) 的调查结果显示，约 74%的美国人相信自己的境况高于平均水平，只有 1%的美国人认为自己的境遇低于正常水平。

谈到“究竟该责备谁”的问题，全人类都是一副推诿的态度。你听孩子说过多少次“这不是我的错”？成人也是一样。大部分人都认为自己没有错。基于这个前提，我们该怎么做？首先，在推销文案中，一定要肯定潜在客户的立场，不要责怪他们。如果我们试图介入他们脑海中已经成型的“内在交流”，就必须把“不是客户的错”这个理念贯穿到整个营销信息中，无论这是不是你的真情实意。

所谓“同仇敌忾”就是对客户“这不是我的错”的最佳劝慰。从客户的“责备名单 ”中挑出他们的痛点，与客户站在一边，并将“同仇敌忾”的心情附加到你提供的解决方案中。下文所示的就是一个会计师能够使用的简单文案：

> 如何从贪婪的税务人员手中抠出更多的铜板？联系我们，获取免费建议。

与客户“同仇敌忾”是在提供方案的同时，与潜在客户建立关系的绝佳方法。你不仅和他们建立了深刻的联系，还成了他们的强大援军。

“同仇敌忾”打开了客户的大脑，让你轻易介入他们脑海中的“内在交流”，搅动他们隐藏在皮囊之下、跃跃欲试的购买欲。它会成为你取得突破进展、获得潜在客户关注的利器。

别“自作聪明”地学耐克、苹果取名字

我曾多次与企业主进行“命名讨论”。当他们准备推出一款新产品、新服务或者创立一家新企业时，会询问我该如何命名。随后，他们会给出自己的提案并向我解释原因。而我对命名的理

解是，如果你需要向我作出解释，就说明这个命名是失败的。名称和内容应该是等同的。换句话说，如果客户在读出名称后，仍然无法联想到你的产品、服务或企业，意味着你已经输在了起跑线上。每当我给出这个建议的时候，总会有人怀疑地摇着头。耐克、苹果、Skype（一款即时通信软件）、亚马逊这些企业为什么要起这些不明所以的名字呢？我在给出建议的时候是不是考虑得不够周全呢？事实上，所有大品牌企业都花费了数亿美元的广告费来“教导”客户它们是谁以及它们在做什么。而你准备在广告上投入多少呢？

我们在这里谈到的广告支出，仅仅是用来向客户解释你是一家怎样的企业；要想达到吸引客户甚至卖出商品的程度，所需的广告支出更是无法估量。除了广告，我想不到有什么更烧钱的举动。如果你再取一个寓意不明的名字，那你不仅会输在起跑线上，还需要花一大笔广告费向客户解释自己的企业名称。因此你要做的是尽量避免浪费资金，给企业取一个浅显直白的名字，如“立行管道修理”，企业职能和经营范围一目了然。如果你将其命名为“水溶方案”（Aqua Solution），还要花时间向客户解释：“aqua”在拉丁语里是“水”的意思，“solution”既有“水溶液”之意，又有“全套管道修理方案”的意思，因此企业名为“水溶方案”。

我目睹过很多语意不明的企业名称和商品名称。有的是取巧的文字游戏，有的是模棱两可的典故，还有的纯属胡编乱造的字眼，只有编造者才能看得明白。事实上，不管名字取得多么巧妙，很少有客户愿意花时间去琢磨其含义和来源。也许对你来说，企业名称意义非凡，在你眼中就像自己的孩子；但对客户和潜在客户来说，他们甚至不愿意花超过一秒钟的时间去思考。

更糟糕的是，这种“自作聪明”的行为可能会混淆客户的视听，最终事与愿违。正如我们在本章开篇讨论的那样，混淆会导致销量的流失。一旦你混淆了客户，就等于失去了他们。诱导客户来关注和理解已经足够困难，如果再添加导致客户混乱的元素，简直就是自寻死路。

最后，千万别拿着你自作聪明想出来的新名字向亲友征求意见。他们肯定会对你的想法大加赞扬，一顿吹捧。这种体验确实不错，但得不到任何建设性意见。最佳的方式是在目标市场群体中寻找能提供客观意见的局外人，也就是不知道你的来历的人来进行验证、获取意见。起名是一个关乎存亡的问题，一旦成型，很难更改，因此一定要认真思考，务必将“语义明确”作为首要目标。

本章行动项目

你向目标市场传达的信息是什么？

将它填写在“一页纸营销计划”九宫格的第二个格子里。

第3章

玩转推广渠道，得到你想要的结果

广告媒介是你达到市场目标、实现信息传达的重要载体，也是你在营销中花费最多的环节。因此，为了确保获取合意的投资回报率（return on investment，简称 ROI），在操作中需要审慎选择、小心处理。

在本章中，我们将重点阐述以下问题：

- 为何“声名远扬”反而是个失败的策略？
- 如何在广告中获得合意的投资回报率？
- 客户终生价值是什么以及如何在“前端”和“后端”之间进行划分？终生价值社交媒体在你的行业背景中扮演的角色是什么？
- 如何高效地利用电子邮件和函件，使其成为你媒体策略的重要一环？
- 如何使你的企业免于陷入“单点故障”？

获客成本：评价营销成败的标准

营销大师约翰·沃纳梅克（John Wanamaker）有句名言："我知道在广告上的投资有一半是无用的，但问题是我不知道无用的究竟是哪一半。"

这句话诞生于一个世纪前，这样的困惑在当时是可以理解的。但同样的问题放到今天，就无异于犯罪了。事实上，大部分小企业根本不去从事广告追踪，既不会追溯线索和销售，也不追踪广告费对投资回报率的影响，这完完全全是门外汉的行径。在今天，我们所有人都掌握了能够快速、简便、廉价地跟踪广告效果的技术。免费电话号码、网站分析和优惠券代码等工具使这一点变得微不足道。记住，只有经过量化，才能变得可控。这意味着在广告媒介的选择上，要懂得优胜劣汰、去芜存菁且毫不留情。显然，要分辨何为"芜"，何为"菁"，就必须通过追踪和量化来进行评判。

这一点至关重要，毕竟广告媒介是营销流程中花费最大的环节。它是连接商品与目标市场的桥梁。无论你是通过广播、电视、纸媒等传统媒介，还是通过社交网络、搜索引擎优化、电子邮件营销等新媒体方式，都需要对它们各自的特点有所了解。

要深入每个媒介及其子类背后的技术细节，必然会超出本书的论述范围。不过我可以提供一个放之四海而皆准的小建议：不管你在众多媒介中作何选择，一定要雇用相应领域的专家来为你效力，这绝对物有所值。别总是想着自己上阵，要知道这可是你花销最大的一环。你所不了解的东西，最后总能伤害到你。因此，无论你的选择是社交网站、电子邮件或网页等线上媒介，还是函件、纸媒或广播等线下媒介，它们都有自己的特异之处和技术壁垒，不是你这种毫无经验的外行人能迅速上手的，极易搞砸。试想一下，就在你找准目标市场、准备大干一场的时候，却发现整个计划因为广告媒介的技术细节差错毁于一旦，这会是一个怎样的悲剧。

经常有人问我："客户对营销邮件的回复率达到多少才算正常？""在进行电子邮件营销的时候，客户对邮件的已读率达到多少才算成功？"他们期望我能给出一个实际的数字，比如"2%的回复率"或"20%的已读率"。

通常，提出这些问题的出发点往往是善意的，发问的也是能够搭建较为成熟的市场营销框架的成功企业家。我的答案一般是固定的：视情况而定。有时 50%的回复率意味着灾难，有时，0.01%的回复率却是巨大的成功。

回复率这个指标会受到各种因素的影响，如发送的信息和目标市场的相关性、要约的诱惑程度、潜在客户的筛选规则等。因此，我们应该关注的重点问题不是回复率（这是没有意义的问题），而应该是"我应该如何评估营销活动的成败？"

那么，我们应该如何评估营销活动的成败呢？

对于没什么耐心的读者，我准备了一个简短的答案：营销给你带来的收入增长更高，还是成本更高？换句话说，营销活动的投资回报率是多少？如果成本高于收入增值（或预期收入增值），就说明营销是失败的。如果成本低于利润，营销就是成功的。

当然，也会有些反对的声音认为，蚀本的营销也是有价值的，毕竟它帮你“打出了名声”，增长了“品牌推广”的实战经验。除非你是耐克、苹果、可口可乐等大品牌，否则你可能无法在“品牌”或“让你的名字出现在那里”等模糊营销上花费数千万美元。目前的首要问题并不是“打出名声”，而是找准潜在客户的位置。我喜欢将营销成本看作火力。火力有限，你必须谨慎且明智地加以使用，才能成功打到猎物来养家糊口。如果你朝所有方向随机开枪，只能是把猎物吓跑。若想成为赢家，就必须保持清醒的头脑，谨慎瞄准。

如果你拥有一家中小型企业，那么所有在市场营销上的投入就必须产出可观的回报，这一点不容置疑。盲目效仿大型厂商进行品牌推广无异于小孩向大海中撒尿，杯水车薪，无济于事。

若以“火力”作为比喻，大型营销、品牌推广、“打出名声”等营销活动堪称原子弹级别。如果你只是一家中小型企业，参与这场游戏未免会有一些弹弓打火箭的悲壮感，所以我们要仔细研究这些数字。

我们不妨来举个例子，看看这些简单的数字究竟能产生怎样的效果。为了让例子清楚明白、便于阅读，我尽量保证数字的取整和小数量级。

> 你发起了一次直邮营销活动，寄出了 100 封信。100 封信的印刷和邮寄费用共计 300 美元。
>
> 假设这 100 封信的回复率为 10%，即有 10 人回复了信件。
>
> 在回复的 10 人中，最终有 2 人购买了产品（即转化率为 20%）。

在营销过程中有一个非常重要的数字：获客成本。在上述例子中，你获得了 2 个客户，整体支出为 300 美元，因此你的获客成本为 150 美元。如果你销售的产品或服务只能为你带来 100 美元 / 人的利润，那么这场营销活动就是失败的。因为在每位获得的客户身上，你损失了 50 美元（即投资回报率为负）。如果你销售的产品或服务能为你带来 600 美元 / 人的利润，那么这场营销活动就是成功的。在每位获得的客户身上，你赚到了 450 美元（即投资回报率为正）。

这是一个非常简化的例子，但它说明了一些看似无关的统计指标如回复率和转化率究竟是什么意思。最关键的概念是投资回报率，它受获客成本和实际利润的影响，对以上两个因素的变化非常敏感。

瞄准利基市场的巨大优势之一是大大降低了你的营销成本。而定向广告比大规模营销更便宜、花费的金钱更少。

如果你是专门为新生婴儿拍照的摄影师，相比于向大众杂志投放广告，向《新妈妈》杂志定向投放广告的效果更佳。若你传递的消息能与客户群体进行更好的匹配，可以降低获客成本、提高客户转化率。当目标市场变小的时候，你的广告成本也会降低。

记住，广告的目标是让潜在客户瞥一眼就意识到：“嘿，这个很适合我。”

在广告领域，“八面玲珑”并不是正确选项。

真正的利润源于持续购买

在上文的例子中，如果每单销售的利润为 100 美元，我们就会遭受损失。但是我们忽略了衡量营销成功与否的另一个重要数字——客户终生价值。

比如，营销的直接结果是每单获取 100 美元的利润，若此后客户持续购买，就会改变对这次营销效果的评估。如果我们将客户终生价值纳入考量范围，这场营销活动就能转败为胜。

引入客户终生价值这个概念后，我们需要以客户终生贡献为基础来计算利润。比如，你销售的打印机需要补墨、汽车需要维修，这些都是客户需要反复消费的商品。再比如理发、按摩、保险、网络等。

我们从营销活动中直接获取的利润被称为前端利润，从后续的消费活动中获取的利润被称为后端利润。两者合计得到的结果就是客户终生价值。

客户终生价值和获客成本是衡量营销成果时最重要的两个指标。而其他数据，如回复率和转化率等，其实本身并不具有什么意义。我们之所以使用它们，是为了借此计算出两个关键指标，来对营销成果进行评估。

如果你在以往经营中从未了解过这些数据，最好现在就开始寻找数据进行计算，并完善营销体系。只有通过不断地测试、衡量和改善，你才能步入高收入企业行列。

你的前端要约是让潜在客户（换句话说，目前他们还不是你的客户）看到的要约。潜在客户并不了解你，根本没有理由喜欢你或者相信你。总之，前端要约的目标就是促进潜在客户的转化，从而达成销售目标，让利润高过获客成本，这样才能产生可持续的资金流来为广告支出买单。真正的利润来自后端，得益于现有客户持续不断的购买。

有时，适当采取“消极策略”也是可取的。在前端蒙受的损失，最终会从后端寻回。订阅业务或具有高生存期价值的业务通常就是这种情况。如果不了解企业的运营数据，“消极策略”就是一步险棋。在此之前，必须对前端支出即获客成本严加控制，直到全面掌握客户终生价值。在本书第 8 章，我们将针对后端利润和客户终生价值等主题进行详细论述。它们将给你的企业带来变革性的改变，让营销活动反败为胜。

社交媒体不是建立品牌的万能钥匙

毋庸置疑，互联网和社交媒体为媒体界带来了颠覆性的变革，将信息民主化变为可能，将世界连通性推到历史上前所未有的高度。然而，这些“新媒体”自诞生伊始就被各式各样、天花乱坠的宣传环伺。尤其是社交媒体，简直成了营销界的“万金油”。一些自封的所谓社交媒体“大师”巧舌如簧，宣称社交媒体才是营销的未来，如果你不把所有资源都倾注其上，很快就会成为营销界的勒德分子（19 世纪英国工业革命时期，因为机器代替了人力而失业的技术工人。现引申为持有反机械化以及反自动化观点的人），被世界遗弃。

当然，在面对铺天盖地的宣传的时候，我们需要保持一个足以明辨是非的清醒头脑。我需要澄清一下，虽然我对社交媒体颇有微词，但我曾在多个企业宣传中借助过社交媒体，到现在也是。鉴于它已经被各类宣传遮住了本来面目，我准备在此帮助各位读者认清，它究竟能在营销战略中扮演怎样的角色。

成功的市场营销活动必须确保三个重要因素的正确无误：

市场（详见第 1 章）：营销信息的目标受众；

信息（详见第 2 章）：向目标市场发送的营销信息或要约；

媒介（详见本章）：向目标市场发送信息的载体，例如广播、邮件、电话、网络、电视等。

你需要同时确保以上三个因素的正确无误，才能在营销中获得成功。你需要通过正确的媒介，向正确的市场发送正确的消息。在任何一个环节掉了链子，都会导致营销失败。只有搞清楚这套体系，才能把营销流程的来龙去脉梳理清楚。从定义上看，社交媒体是一种媒体形式，而不是策略。营销学的基础饱受时间考验，不会因为一种新形式媒体的出现而被颠覆。那么我们要解决的第二个问题是：你是否为企业找到了合适的宣传媒介？要记住，在我们必须明确的三个要素中，媒介也是一个需要关注的重点。每种媒介都有自己的独特性，社交媒体也不例外。以下几点需要格外留意。

社交媒体并不是理想的营销环境。我习惯将社交媒体想象成一种社交性集会，甚至是派对。在我们一生中，可能都被沾染了传销习气的亲人或朋友邀请参加过不明所以的聚会。也许他们会滔滔不绝地向你推荐某种保健药剂，并试图销售或招募其他人来发展下线。这类游说会引发所有人的反感，不仅咄咄逼人，而且不分时间和场合。社交媒体也是这样，过度营销和过度聒噪其实是一种非常惹人生厌的行为，不仅不会吸引客户，反而会引起他们的反感。

与真实社交相同，如果得到良好的匹配，社交媒体也可以成为建立和增进人际关系的绝佳场所，最终会给你带来经济收益。在我看来，社交媒体最有价值的方面就是能够通过客户在公众平台上的畅所欲言（无论是赞扬还是抱怨）来评估客户对企业的好恶。

社交媒体的一个附带利益就是“社交验证”。你可以直接接触和回应客户的批评或赞许，让客户产生一种和人而不是刻板的企业面对面沟通的感觉。要记住，人们喜欢从人的手中购买商品或服务。

但社交媒体也有两个潜在的缺陷。

首先，它非常浪费时间。你需要回复每条可能毫无意义的评论，这会榨干你本来可用于其他营销工作或带来更高投资收益率的资源（无论是时间还是金钱）。使用社交资源的时候一定要有节制。就像你不会纵容员工无所事事地站在原地聊天一样，你也不能在网络上耗费太长的时间。有些人觉得社交媒体营销是“零成本”，那是因为他们的时间不值钱。

其次，它的所有权是有争议的。你的社交媒体主页和档案其实是社交网站的财产。虽然你在完善个人主页、吸引粉丝上花了大量的时间和金钱，但最终只是为他人做了嫁衣。

因此，我的建议是尽可能建立属于自己的无形营销资产，如网站、博客、电子邮件清单等，而经营社交媒体仅仅是增加流量的方法之一。这样一来，你的时间和精力就是花在自己名下房产的装修上，而不用时刻担心自己会被狠心的房东扫地出门。

为什么我们必须建立无形营销资产？举个例子，Facebook 对企业用户的服务政策。过去，如果有用户为你的企业主页“点赞”，你就能无偿访问该粉丝的信息。因此，不少企业花了大量时间、金钱和精力来吸引个人用户访问企业主页并点赞。

现在，企业用户每次向全体粉丝推送消息的时候，Facebook 都会收费。否则，它仅允许你接触极小部分的粉丝。对那些花费大量资源经营主页的企业来说，这一招釜底抽薪带来了巨大打击。这也是为什么我认为电子邮件清单内的 1 000 名客户，比 Facebook 企业主页下的 1 万个粉丝来得实惠。

和往常一样，寻找潜在客户的聚集之处并通过合适的媒介将其捕获，才是营销战略的重中之重。而社交媒体并不是潜在客户唯一的聚集地。

用电邮转化客户的三大挑战与六项注意

电子邮件是一种接触潜在客户和客户的非常私密和直接的联系方式。得益于智能手机和移动终端的普及，几乎所有人的口袋里都装着电子设备，访问电子邮箱易如反掌。

在线上营销战略中，建立客户的电子邮箱数据库至关重要。建立企业官网的时候，要在突出位置放置一个输入电子邮件的栏位，借此获得游客的邮箱地址。虽然他们暂时没有消费需求，但经过慢慢培养，可能会对你的产品和服务产生兴趣并期望了解更多信息。

在接下来的两章中，我们将详细论述营销流程中两大关键环节：客户捕捉和客户培养，揭示我们该如何与表现出一定兴趣、但没有下定决心消费的潜在客户打交道。

通常来说，这类人占了潜在客户中的绝大多数，也是未来客户的主力军。如果你对这些感兴趣的潜在客户弃之不顾，就会永远失去这块蛋糕。而你所能期望的最佳结果，就是在他们终于下定决心掏钱的时候，在他们可能访问过的数百个网站中，首先跃入脑海的是你的网站，并且完成了几天、几周或几个月前开始的购买周期。

电子邮件还能帮你与客户维持亲近的关系，从而使你在测试、发布新产品或服务的时候享受更大的便利。随着时间的推移，你与消费者之间的纽带会变得更加坚固，而你的电子邮件数据库也就会变得越来越有价值。

事实上，成功建立一份高响应度的邮件列表甚至能满足你予取予求的现金需要。你可以通过与客户建立好的响应机制，随时向客户发布要约，或向列表中的客户发布广播。无论这份要约是否有计划性，都会获得部分客户的及时反馈。与动辄花费巨资的媒体如印刷广告和点击付费广告等相比，电子邮件无疑是更加廉价且有效的要约渠道。

虽然电子邮件在成长速度和流行程度上不及社交媒体，但其数据库仍然保留了作为线上营销手段最关键的要素。正像我们在前文讨论的那样，社交媒体最大的问题在于真正看到要约信息的客户仅占粉丝的极少部分。即便要约能传递到每位客户手中，也很可能被淹没在海量信息中。搞笑猫咪视频、笑话和表情包都会将要约信息挤到客户的视线之外。社交媒体以“社交”为名，不是没有原因的。

更重要的是，邮件列表是你的私有财产。相比之下，社交媒体只是红极一时的宠儿，可能很快就会被人忘却。你还记得聚友网（MySpace）吗？虽然我认为 Facebook 或推特（Twitter）并不会昙花一现，但不可否认的是，社交媒体确实容易出现人走茶凉的现象。如果你的商业大厦建立在社交平台的地基之上，而这平台的人气又在迅速衰退，那你最为关键的线上营销资产就会变得岌岌可危。

虽然电子邮件是一种高效的广告媒介，但在细节上还有几个特性值得注意。究竟什么该做、什么不该做，我会在下文中列举出来，以飨读者。

别发垃圾邮件。在大多数国家中，电子邮件营销必须受到严格的管制。最重要的是，您必须得到电子邮件收件人的同意，才能向他们发送营销邮件。这也是我们一再强调，要在网站上设置“选择性加入”用户许可的原因。如果客户没有明确表示愿意接收你的邮件，千万不要将客户邮箱贸然加入发送名单中。购买邮件列表更不可取，原因有两点：其一，客户会将你的邮件视为垃圾邮件，对你产生不良的印象；其二，这样的行为也不合法。在第6章中，我们会详述这个问题。

一定要人性化。在编写电子邮件的时候尽量用“人类的语言”，别生硬得像个机器人，也别像正式信件一样一板一眼。电子邮件是一种非常私密的沟通媒介，即便你的邮件要发给1 000个客户，也要让客户拥有“一对一”的服务体验。可以尝试随性一点的语言风格。

务必使用商业电子邮件营销系统。在使用电子邮件时，千万不要使用Outlook、Gmail一类的标准邮件系统。它们只能应付“一对一”的邮件传输，无法胜任“一对多”的工作。如果你执意使用，账号可能遭到封禁甚至被系统加入黑名单。其实，网络上有很多便宜好用的商业电子邮件营销系统，比较知名的有 ConvertKit、MailChimp、Infusionsoft、Ontraport 和 ActiveCampaign 等。它们的优点是能自动帮你处理使用过程中的合法合规问题，如在邮件中设置“取消订阅”，或在营销邮件最后附上你的联系方式等。它们还能帮你绕过客户的垃圾邮件过滤器，从而提高投递效率。

定期发送邮件。如果你长期不理睬邮件列表中的客户，恐怕他们会“凉”了。虽然他们选择了进入你的电子邮件数据库，但如果长时间没有从你那里获取任何消息，他们可能就会忘记你是谁，然后将你标记为垃圾邮件发送者。更糟糕的是，你赖以生存的线上营销资产会因此开始贬值。为了维持良好的关系，请与你的客户保持密切联系，至少每月一次，每周一次更佳，但频率最好视目标客户而定。有的营销人员会每天发送一次甚至多次邮件。总之，在发送频率上并没有硬性规定，只要确保邮件内容和客户相关、能为你创造后期价值即可。

价值赋予。如果你仅在有促销需求的时候才向客户发送邮件，这样很快就会行不通，客户会主动退出你的邮件名单、忽视你发送的邮件，甚至将你标记为垃圾邮件发送者。所有健康的关系都是基于价值互换。你的邮件不能是一副卖家口吻，也要兼顾客户利益，帮助客户创造价值。推销邮件和为客户带来价值的邮件的最佳比例是1∶3。

自动化操作。商业电子邮件营销系统的另一个优势是能够实现自动化操作。也就是说，你可以设置一套邮件发送流程。比如，当客户订阅后，你的商业电子邮件营销系统会自动给客户发送一封迎新邮件，次日会给客户发送一套新手超值包，帮助他们了解可能感兴趣的产品，三天后又给客户发送一封介绍企业的邮件，一周后开始邀请客户致电你处进行咨询。上述服务都可以被设置成自动化流程。一套完善的电子邮件营销系统可以成为企业中最棒的营销人员。它不需要请病假，从不抱怨，永远保持着旺盛的精力去跟进客户。

邮件营销也会给你带来三大挑战：

投递邮件。我们在上文中提到，如果我们想确保邮件能被成功投递，最好使用商业电子邮件营销系统，并且确保电子邮件副本中不包含任何垃圾邮件字段、不附带太多图片或链接。

让客户打开邮件。让客户打开邮件的最佳方式，就是为邮件起一个引人注目的标题。在第2章中，我们曾探讨过文案写作的策略和与标题相关的注意事项。设想一下，你的邮件和成百上千封其他邮件躺在潜在客户的邮箱中，它的标题必须要引起客户的阅读兴趣，才能诱导他们点击邮件并进行阅读。

让客户阅读邮件。有些营销人员提倡营销邮件一定要短小精悍，越短越好。其实在实践中，邮件的相关性和内容质量才是重点，长度只是次要问题。只要内容足够吸引人，就会有客户愿意读下去。比如，最知名的邮件营销大师和博主都以写长邮件见长，他们向客户发送邮件的频率也不低。他们会对目标市场的数据点进行采集，经由统计得知客户的阅读热点。邮件虽然很长，却和目标群体息息相关，内容也引人入胜。另外一种方式就是在邮件中展示一段短小的摘要，客户可以通过点击链接跳转至网页或博文上进行深入了解。

正如前文所说，电子邮件是一种私密但极具影响力的媒体渠道。它能让你在高度自动化的环境下设计出引人注目的营销信息。如果利用得当，它就会成为线上、线下媒体推广战略中最具价值的一环。

暖心营销：手写信的魅力碾压电邮

目前我们处在互联网、电子邮件和社交媒体百花齐放的年代，它们深度影响着我们的个人生活和商务交流。因此，很多人都认为，被戏称为“蜗牛投递”的邮政投递已经消亡了。实则不然。

我自认精通技术，且从拨号上网开始和互联网一起成长。我联合他人创立了两家成功的技术公司，见证了它们从无到有、由盛转衰的全过程。虽然被科技浸润已久，或者说正因如此，我反而将“蜗牛邮递”视为营销媒介之中最被低估、但最为重要的渠道。要知道，电子邮件并没有取代邮政投递，两者是相辅相成的。

诚然，我们享受虚拟世界带来的高速和高效，但在情绪认同方面，我们绝不能忽视实体行业的威力。打动客户、让客户产生情绪认同，从而激发消费行为，正是我们营销的目的。设想一下，如果一位男士在结婚纪念日向妻子发送了一条“我爱你”的短信或电子邮件，它的效果可能要比送一束附有手写贺卡的花束差得多。即便内容相同，虚拟和实体之间还是判若云泥。

你是否收到过谷歌 AdWords 邮寄来的打折券？在这个数字化时代扮演“报童”角色的谷歌竟然会将邮政投递纳入企业营销战略中，这难道还不能说明什么吗？实体函件能保存更久的时间，也需要收件人花心思处理。人们会珍视生命中重要的人寄来的信件，甚至会保存数十年，这是朝生暮死的电子邮件做不到的。它只会在你的邮箱中存续一个瞬间，随后就被删除、遗忘。

在过去几年中，邮政投递变得更加规范有序，这是营销人员梦寐以求的另一个优势。“杂乱无章”是信息传导的死敌。越是有序的宣传媒介，就越能博得客户的青睐。相反，电子邮件不具备这个优势。在我们的邮箱中，信息噪声侵占了难以想象的比例，即便是善于分类的人也会为此感到头疼。所以大部分人在邮件管理中依靠得最多的是“Delete”键。如果邮件不能开宗明义，就会被删除或者被遗忘在收件箱中。

电影《星际迷航》(*Star Trek*) 中展现了将物理实体从一地瞬间传输到另一地的神奇科技。在此之前，我们仍需要仰仗邮政投递，实现物品的运输和传递。毫无疑问，时至今日，邮政投递仍然是一种非常有效的渠道。正如其他媒介渠道一样，单打独斗并不是明智的选择，我们必须多管齐下。你的目标是弄清楚如何从媒体投资中获得良好的回报，无论是邮政投递还是其他渠道。

如何拥有无限的营销预算?

如果对预算没有任何概念，营销费用或媒体费用也就无从谈起。当你在营销上投入金钱时，也许会出现以下几种情况：

- 营销失败（即你获得的利润低于营销费用）。
- 由于没有对结果进行适时的评估，你也不清楚营销是成功还是失败。
- 营销成功（即你获得的利润高于营销费用）。

对于以上三种情况，我们有一个简单的行动步骤：

- 如果营销活动持续失败，企业处于亏损状态，宜马上停止营销，改变策略。
- 不对营销结果进行评估是非常愚蠢的。以现有的科技水平，追踪营销结果和投资回报率都是轻而易举的事，而且成本很低。
- 如果营销非常成功并为你持续带来可观的回报率，应该趁着良好形势扩大营销规模，尽可能继续投入。

我见过最疯狂的事就是一些小企业专门设立营销预算。可能你预计营销铁定会失败，营销支出收不回成本，换句话说，就是白花钱。也可能你从不评估营销结果，每次都是在盲目投钱，并期待营销会产生积极的作用，因此无法预计营销结果。如果是前一种情况，你当然要设立一个预算项，避免无节制地投入。问题在于，你为什么要在无效的营销上投入成本呢？如果是后一种情况，你必须马上更改策略。我猜你肯定不会雇用难以考核其工作效能的员工，既然如此，为什么要在无法预计结果的营销活动中投钱呢？

如果营销活动见效，即有一个正的投资回报率，为什么还要为它设置限制？有效的市场营销就像获得了合法印刷钞票的许可。这样的情形被称为“金钱打折”。试问，如果我把 100 美元面值的钞票以 80 美元的价格卖给你，你会买多少？肯定是有多少买多少。难道你会说：“抱歉，我这个月用来买 100 美元钞票的预算是 800 美元，所以这次我先买 10 张。”

这就是为什么我说要把有效的营销预算设置成无限。我也听到过不少反对意见，其中之一就是无法满足客户的需求。首先，我承认这确实是一个重要的问题。其次，如果客户的需求超出你的供应能力，不妨把它看作一个涨价的好机会。这不仅能提高利润，还能借此筛选出更加优质的客户。

唯一需要设置营销预算的时期就是测试阶段。在这个阶段，我强烈建议你进行多次试错，直到找到最佳方案。你可以对营销文案、要约、广告定位和其他变量进行测试，然后剔除不合适的、优化合适的，直到最后探求到能获得最佳投资回报率的方案。

要记住，你寄出的无论是一封平庸的信件，还是能带来百万收益的精彩要约，邮局的收费都是一样的。当你有了一个能带来高净回报的方案时，就可以继续扩大营销规模，毕竟你已经拿到了合法印刷钞票的许可。

能够逼你花钱的直接营销，才是企业的保护伞

在营销过程中，“1”是最危险的数字，它会让企业变得脆弱。

你的公司只有一个客户源吗？一个供货商？一位主要客户？只使用一种媒体负责推广？只生产一种产品？借用一个计算机系统领域的名词，你的企业是否有发生“单点故障”的可能性？如果确实如此，那么它将处于非常脆弱的境地，一点点外界环境的改变都会带来难以估量的灾难性后果。

这可能是最为严峻的后果。当谷歌更换了搜索引擎排名算法的时候，很多企业都遭受了重创。因为这些企业此前将全部的营销预算和精力都放在优化搜索引擎上，所以它们在一夜之间失去了最大的潜在客户资源。

无独有偶，当谷歌改变付费广告的展示方式时，即便是以往每个月向谷歌按时缴费的大客户也遭到了很大冲击。变化发生后，谷歌向各企业收取的费用高达过去的四五倍甚至十倍之多，这一举措促使广告商不得不叫停现有的营销计划，或干脆另寻他路。与此同时，这些企业的经营几乎算是停滞了。事实上，传真广播在美国基

本上是非法的，以此作为主要营销渠道的企业纷纷宣告破产。

古老的箴言告诉我们，要把房子盖在石头上，而不是沙子上。只有这样，当摧枯拉朽的风暴来临时，房子才不至于塌陷。因此我们需要完成的第一个步骤是识别出数字“1”可能给你带来潜在灾难的场景，比如：

○ 如果你最大的客户弃你而去，转投他人或者破产了呢？

○ 如果政府的政策法规变化，你的产品被取缔或被管制了呢？

○ 如果你主要的广告战略失效了呢？

○ 如果广告的成本巨幅提升了呢？

○ 如果现有的搜索引擎排名算法变更了或点击付费广告的价格飙升了呢？

○ 如果你最大的供货商提价、供货短缺或倒闭了呢？

○ 如果你依靠的电子邮件营销被政府打压了呢？

以上这些噩梦般的场景都有可能发生。如果你只依靠单独的资源，会将自己置于险境，相当于你已经把房子建在了沙丘上。当风暴来临、洪水肆虐时，你的房子根本无力抵抗。因此，你必须识别并完全杜绝企业经营中的“单点故障”。这样一来，即便法律变更、广告费用飙升、沿袭的某种特定战略突然失效，你的企业也会安然无恙、稳如泰山，你才会是最大的赢家，因为你没有把所有的鸡蛋放在一个篮子里。对于这个理论，吉姆·罗恩（Jim Rohn）有一个非常精辟的论述：

> 在夏言冬，居安思危，这是非常必要的。即便现在是蓝天白云，你也得为过冬做好准备。冬天可能转眼就到。它总是这样。

与此同时，即便以上这些场景永远不会出现，你也需要提高企业的适应能力和抗压能力，从而赋予它更大的价值。我常常见到很多小企业仅拥有一个客户源却沾沾自喜。在我看来，至少要拥有 5 个不同的客户源才算稳妥。我建议将这 5 个客户源中的大部分设立在付费媒体中。换句话说，你需要花钱去营销，原因有两点：

首先，付费媒体都非常可靠。如果我购买报纸的版面去做广告，那么我的广告会被刊登出来。而通过免费（或看上去免费）的营销渠道，比如口头营销，根本无法保证如此可靠且持续的客户流。

其次，付费营销让你不得不关注营销的投资回报率。如果某种付费营销方式没起作用，你会立刻叫停它，因为你不想再浪费一分钱。然而，如果这种营销方式是免费的，仍以口头营销为例，我们可能不会那样果决。尽管前期没有任何资金投入，但最终会浪费更多的时间。只要你经过谨慎的计算就会发现，浪费的时间所形成的机会成本其实会转化成一大笔钱。

直接营销不仅是一门科学，更是一门艺术，它能持续不断地将你在广告上投入的每 1 美元变得更有价值，增强企业的适应能力和抗压能力，最终实现经济上的快速增长。

本章行动项目

你会使用哪种媒介接触目标市场群体?

将它填写在“一页纸营销计划”九宫格的第三个格子里。

ACT II

THE "DURING" PHASE

第二阶段

进行时：从0到1催生首次消费

为什么要对潜在客户区别对待？

如何迅速将广告的效果提升1 233%？

如何成为目标客户眼中的专家和权威？

如何快速地将潜在客户拉进购买回路之中？

为何“营销基础设施建设”是成功的关键？如何建立？

如何在销售过程中迅速提升可信度，在客户面前建立信任？

如何正确地为产品和服务定价？

第4章 开启准客户捕获系统

从数据库系统中探寻准客户、加以捕获，并在后续行动中持续跟进，这个流程对保证营销成功具有非常重要的意义。毕竟，在初步了解产品或服务后就作出购买决定的准客户仅占少数。捕获准客户的要点是正确培养客户的兴趣，构建成熟的销售渠道。

在本章中，我们需要重点关注的是：

- 为什么通过广告实现直接销售不可取？该怎么做？
- 如何将“捕猎”转变为“培植”，并使新客户持续进场？
- 为什么要对潜在客户区别对待？
- 如何通过“道德贿赂”来甄别转化可能性更高的潜在客户？
- 如何迅速将广告的效果提升1 233％？
- 为什么有的企业能源源不断地获得潜在客户和准客户？
- 如何成为目标客户眼中的专家和权威？

直接营销的广告目标：找到对产品感兴趣的受众

设想一下，你是一名猎人。你在清晨醒来，拿起武器，出门打猎。有时你能满载而归，家人就能饱餐一顿。不景气的时候，你只能两手空空地回来，和全家人一起挨饿。每天你都要面临收成的压力，日复一日，年复一年。

再假设你是一位农民。你在地里播下种子，等着它们成熟，期待丰收。与此同时，你精心栽培，按时浇水、除草。等庄稼成熟了，你开始收割。就我以往的经验，大部分商人都是猎人，不是农民，因为：

- 他们倾向于通过外呼电话获取新客户；
- 他们花费大量的时间和精力去获取新客户，只要条件允许，就会把话题朝销售引导；
- 他们的广告弥漫着浓浓的渴望，打折也好，价格战也好，都是为了尽快达成交易；
- 他们将大量的时间浪费在对产品和服务并不感兴趣的客户身上。

其实，大部分企业主并不清楚营销背后的真实目的。他们用漂亮的商标和一些毫无意义的口号把公司的名字贴在广告上，声称自己是行业的领军人物，然后期待客户前赴后继地过来消费。如果你问他们打广告的目的是什么，也许他们会说“销售产品”“打出名声”之类。大错特错！这简直就是用钱打水漂。

在直接营销领域中，广告的目的是找到对产品感兴趣的受众，而不是尽快达成交易。当准客户作出回应的时候，你需要将他们加入数据库，这样可以在后续的营销环节中帮他们创造价值，同时也体现了自己的权威。基于信任，与客户建立密切的关系。在此之后，交易就会自然而然地发生。这需要调整和改变思维模式，但势在必行。

为什么不能在广告中达成交易呢？的确，有人在观看广告后会立即产生购买欲望，这一点无法否认。但绝大多数人还没有做好准备，即便他们对你的商品产生了浓厚的兴趣。如果不把这些人添加到数据库中，就会流失掉这部分潜在客户。他们本可能准备在 1 个月、6 个月或者 1 年后购买，但你“一次性”的广告计划完全扼杀了这种可能性。他们在 6 个月后还能记得你现在的广告内容，这个可能性微乎其微。

我所说的这种营销模式，其实和培育庄稼是一个道理。

通过“贿赂”筛选高转化率的销售目标

即便是在小范围的目标群体中，我们也不能对所有潜在客户一视同仁。在其他条件相同的情况下，你对高转化率的潜在客户投入越大，他们转化为客户的机会就越大。

还记得我们第 1 章讲的弓箭手的故事吗？他手上箭矢的数量有限，就像你手上能用于营销活动的资金一样，所以必须有的放矢，把好钢用在刀刃上。

举个例子，如果你有 1 000 美元用于营销，目标对象为 1 000 人，即你平均花费在每名潜在客户身上的成本为 1 美元。假设在这 1 000 名对象中，有 100 人是产品的潜在客户。如果你一视同仁，就得沿袭大规模营销的策略，那么就有 900 美元的成本浪费在对产品毫无兴趣且无购买欲望的人身上。

如果我们不再坚持一视同仁的策略，就可以将潜在客户进行精简、分类和筛选，然后只和高转化率的潜在客户打交道，不再浪费宝贵的时间和金钱。这样，你可以将 1 000 美元花在 100 名潜在客户身上。平均每人 10 美元的营销预算，肯定要比每人 1 美元的营销效果好得多。将 10 倍的火力集中在正确的目标上，你觉得潜在客户的转化率会出现怎样的变化？答案是不言而喻的。

如何对潜在客户进行归类呢？简单地说就是贿赂潜在客户，让他们自曝底细！别担心，这里并没有什么见不得人的暗箱操作。我们所做的只是向潜在客户提供“道德贿赂”，让他们显露自己的身份。举个例子，你的朋友是位摄影师，他在摄影之余也提供免费的DVD碟片，在视频中告知准新娘们拍摄结婚照的注意事项，并展示自己的部分作品。因此，他可以为这个广告起一个能吸引准客户的标题，如《免费赠送DVD，揭秘婚纱摄影的七大误区》。

向摄影师索要这份“道德贿赂”的人必然就是高转化率的潜在客户。至少你通过赠送DVD的方式获取了他们的姓名和住址，需要及时将这些信息录入营销数据库。

要记住，“道德贿赂”的目的只是催生新的准客户，千万不要尝试在广告中作出任何推销。在早期阶段，你需要做的是筛选出不感兴趣、无购买动机的人，同时将高转化率的潜在客户录入营销数据库。

避免在广告中推销还有一个非常重要的原因：

在任何时间（平均下来），只有3%的目标群体具有强烈的购买动机，可以立即达成交易。这也是大规模营销最渴望转换的那部分潜在客户。除此之外，有7%的目标群体愿意购买；另有30%表现出兴趣，但不会立刻购买；还有30%不感兴趣；以及最后的30%——他们不愿意接受你的产品，免费赠送也不要（见图4－1）。

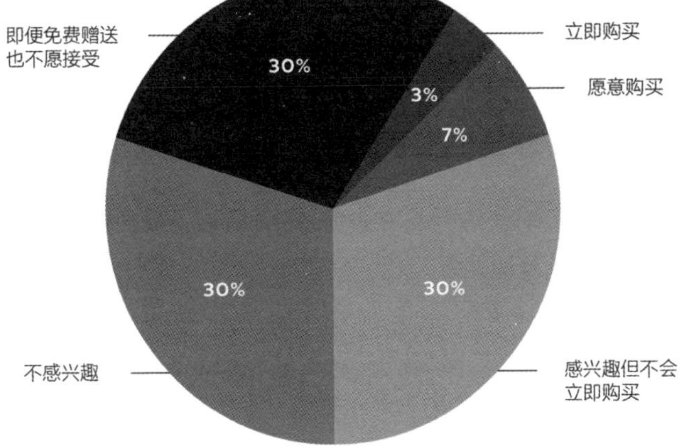

图 4-1　产品或服务的市场分类

如果想通过广告达成推销目的，你只会收获 3%的客户，失去另外的 97%。若你选择推广准客户培养型广告，你的客户源就拓展到 40%。你不仅收获了有强烈购买欲的 3%的客户，还把愿意购买的 7%的客户和表现出兴趣但不会立即购买的 30%的客户一并收入囊中。

从 3%到 40%，你已经将广告的效果提升了 1 233%。

除此之外，准客户培养型广告营销还会对那些购买欲强烈的 3%的客户产生所谓的“二次作用”。他们看到你并不急于抛售产品或服务，相比于一锤子买卖，你对构建客户关系更感兴趣。这样的营销策略就像种田，是一种对未来的投资。随着潜在客户数据库的壮大，你的企业和利润也会在未来腾飞。

当你进行教育和教学的时候，你会被潜在客户视为专家和权威。你不再受到质疑，反而会被尊敬、被服从，在他们眼中闪耀着体贴、坦率和乐于助人的光辉。

你可以为潜在客户提供免费报告或视频，对他们展开教育，提示他们在消费时需要注意、避免和期待的东西。潜在客户在获取你提供的信息礼包的同时，你已经通过广告向他们传递了心意和承诺。随后，他们对你的信赖会像火箭一样飙升。你成了他们眼中的专家，竞争者根本无法与你相提并论。你无须在广告中掺杂任何与实时销售相关的压力，只需让潜在客户参与其中、举起双手。你可以礼貌地要求他们联系你。当他们真的致电给你的时候，就已经不自觉地在自己身上贴了标签：我是高转化率的潜在客户。

创建 CRM 系统，享受稳定的潜在客户流

小时候，我特别喜欢看一部未来主义卡通片《杰特森一家》（*The Jetsons*）。我曾一直坚信，等我长大的时候，我们都会开会飞的汽车。嗯，至少根据我妻子的说法，目前我还没长大。不管怎样，过了这么多年，我的主要交通工具还是没有离地。

诚然，今日的汽车看上去更花哨了，但它们的基本构成和功能

在过去的一百余年中基本没有改变。那么问题来了，为什么我们不开发私人飞行器作为交通工具呢?

其实私人飞行技术已经兴起一段时间了，成本竟是想象不到的低廉。若应用到量化生产中，可能和普通汽车的花费差不多。那么为什么没有普及呢?答案很简单:现有的基础设施暂时无法支撑私人飞行器的需求。当今世界，大部分基础设施都是基于汽车而生。房子、建筑甚至城市，都是为了便利汽车出行而设计的。为什么有的企业能独享稳定的准客户或潜在客户流，其他企业却只能干着急?答案很简单，与私人飞行器面临的困境相同——基础设施不配套。

一些成功的企业早就搭建出了一套成熟的营销基础设施，它能持续不断地吸引准客户，并对其进行后续跟进、培植、改造，最终把他们转化为狂热的粉丝客户。而其他企业，或者说大部分企业，只是在重复所谓的“随机营销活动”。它们在网站或者以宣传册的形式随机抛出一个又一个广告。它们没有搭建基础设施的初衷和想法，也就是说它们没有一套能让准客户转变为忠实客户的系统。这种零星分散的随机营销活动最后带来的收益往往不能覆盖成本，让人意志消沉，甚至说出“市场营销果然在我们这个行业行不通”这样荒谬的话。

为了建立这样一套系统，我们需要从头到尾考虑周全，需要弄清楚它的工作原理以及维持它持续运转所需要的资源。

客户和准客户的数据库应该位于营销基础设施的正中心。为了维持数据库的高效运营，你还需要打造一套客户关系管理（customer relationship management，简称 CRM）系统。CRM 系统是营销流程的神经中枢，也是你管理“金矿”的指挥部。你需要将所有准客户、客户的互动信息都汇集到 CRM。接下来，事情开始变得有趣了。

本章行动项目

你的准客户捕获系统是什么样子？

将它填写在“一页纸营销计划”九宫格的第四个格子里。

第5章

价值：让客户不请自来的终极原因

培养准客户，就是将受众对产品模糊的兴趣转变为意向，再将意向转化为达成交易的意愿的过程。培养准客户的过程中要确保准客户对你感兴趣、有动力、有资格，并且在你试图向他们销售之前就倾向于从你这里购买。

本章需要重点关注的是：

- ○ 名列《吉尼斯世界纪录》(*Guinness World Records*)的“世界最伟大的推销员”背后的秘密。
- ○ 为什么广告的后续流程才是收入的来源？如何更好地发挥杠杆作用？
- ○ 如何彻底击败竞争对手，成就独具一格 / 首屈一指的地位？
- ○ 如何快速地将潜在客户拉进购买回路之中？
- ○ 为何营销基础设施建设是成功的关键？如何建立？

○ 为了维持生意有序运转，你的团队必须具备哪三类人？

○ 如何利用国际人才来确保经营的成功？

使用情感营销，把 2/3 的目标群体变成回头客

在《吉尼斯世界纪录》名单中，乔·吉拉德（Joe Girard）被誉为“世界上最伟大的推销员”。他是高价商品零售（且每次只销售一件商品）有史以来成交量最高的销售员。他有什么独门销售新科技吗？并没有。他只和巨富作交易吗？也不是。他所做的就是把普通轿车卖给普通人。1963—1978 年，他共卖出 13 001 台雪佛兰。统计数据非常惊人：

○ 他共计售出 13 001 台车，平均每天 6 台。

○ 销量最高的一天，他卖出 18 台。

○ 销量最高的一个月，他卖出 174 台。

○ 销量最高的一年，他卖出 1 425 台。

○ 他一个人卖出的车，超过了该品牌北美经销商总销量的 95%。

○ 更匪夷所思的是，他是通过零售达成这样的成绩的——每次只卖一台，不搞批发。

关于成功的秘诀，乔列出了几个原因，包括工作勤奋、平易近人等。无意冒犯，但我敢肯定，那个时代成千上万的销售人员都具备这些素质，却没有一个人能实现乔的傲人成就。乔最突出的一个特点，就是与客户保持经常性的联系。他每个月都会向名单上的所有客户以私人名义发送问候卡。如果是一月，他就会发送一张新年贺卡，上面写着"我喜欢你"。他会在每张贺卡上签名盖章，并附上经销商的联系方式。二月，他的客户会获得一张情人节贺卡，赠言依旧是"我喜欢你"。他会将贺卡装在不同尺寸和颜色的信封里，在上面手写地址，盖上签章。

我们之前说过，人们习惯于站在垃圾桶旁翻弄信件，只要看到疑似推销、诈骗、信用卡开卡广告或其他形式的垃圾信件的时候，就会随手将其丢弃，就像垃圾邮件过滤器一般。但乔的方法使他寄出的信件巧妙地躲过了这一劫。他想让客户打开信封，看到他的名字和正能量的赠言，然后心中一暖。月复一月，年复一年，他从不懈怠，直到客户产生购车需求。一旦需求产生，你认为客户首先会想到谁？在乔告别职业生涯之前，他每个月要寄出 13 000 张贺卡，甚至为此雇用了一名助理。

在他入行十年的时候，几乎三分之二的客户是回头客。客户必须提前预约才能从他这里买车。而其他销售员只能百无聊赖地站着，希望一两个客户能无意间走进自己的卖场。

为目标持续赋能的准客户培养模型

猜猜看，销售人员对准客户后续跟进的平均次数是多少？如果你的答案是一次或两次，那就和正确答案相差不远了。据统计，50%的销售人员在第一次跟进之后就放弃了；随后又有65%的人在第二次尝试后放弃了；最后，又有79.8%的人在第三次尝试后放弃了。一直以来，这些统计数据在推销和营销课程中被广泛应用。我曾试图找到这些数据的来源，但在搜索了几个小时后，我所能找到的最佳解释就是一行说明：以上数据基于某国家研究企业的发现。对于某些统计数据，我们最好有所保留地使用。严格地讲，这些数据的出处并不明朗，但我根据经验判断大致应该是正确的。据我所知，确实只有极少数的营销人员会多次跟进客户。

设想一下，如果农民种下种子，却不坚持浇水，他能获得好收成吗？恐怕不会。

在营销领域，后续行动里藏着金矿。有鉴于此，我们特意构建了这个颇具诱惑力的“准客户培养模型”（见图 5－1）。

在你捕获了一名潜在客户后，应该将他录入数据库，然后与之保持频繁的联系。需要注意的是，联系并不意味着惹人厌烦的纠缠和反复劝说。你需要关注的是搭建客户关系、为客户赋予更多价值并且建立信任，以及在你的专业领域展现权威。

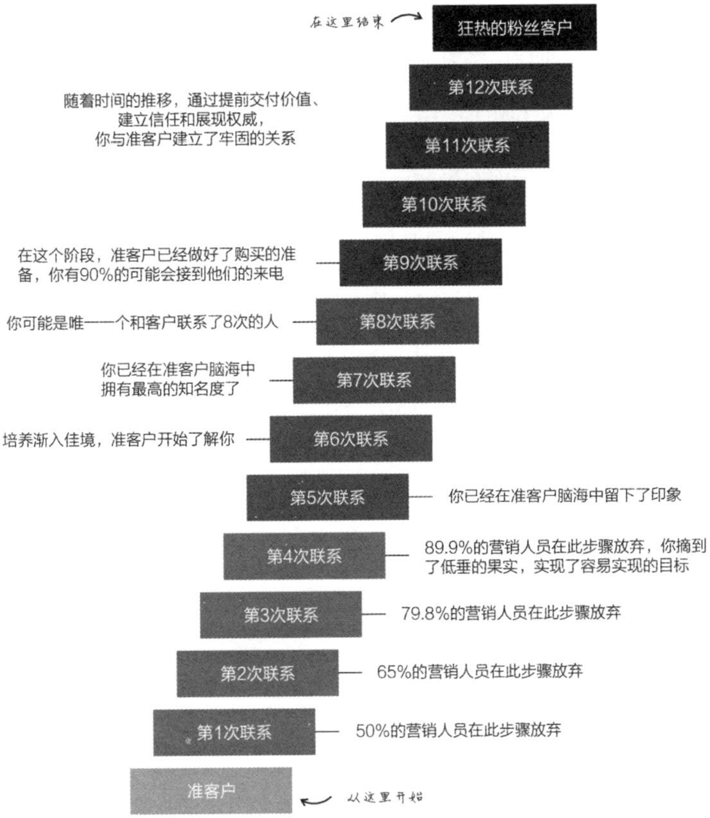

图 5-1　准客户培养模型

绝大多数客户不会立刻购买，这是你不得不接受的事实。将他们添加到数据库中，而这个数据库可以通过电子邮件或邮政信件进行不断填充。定期向他们发送邮件，保持联络，向他们展示自己作为业内专家的权威地位（此处会在下一章详谈）。

对潜在客户精耕细作、静待收成，就像农民对待庄稼一样。正如乔·吉拉德所说，随着时间的流逝，你会慢慢积累出宽广的销售渠道。当潜在客户出现购买欲望的时候，你就是他们的第一选择。更有趣的是，由于你在事前已经向客户赋予了更多价值，他们早已无意识地对你青睐有加，只是他们还没发现。你根本无须耗费口舌、大费周折，成功的销售其实只是顺理成章的发展罢了。

这份越来越长的潜在客户的名单最终将成为企业中最具价值的资产。它就是一只会下金蛋的鹅。当潜在客户做好准备的时候，他们眼中的你并不是聒噪的害虫，而是他们相迎的贵宾。在本节中，最有用的知识莫过于一句话：一定要成为营销界的农民。

非常简单，只需三步：

○ 基于筛选潜在客户的目的去做广告。形式不限于免费的市场报告、视频、音频采访等。任何能够解决客户问题的、免费的相关信息都能派上用场。要摆正自己的位置——不是咄咄逼人的销售人员，而是专家和老师。如果你是客户，更愿意通过哪类销售员买东西?

○ 将这些人录入数据库。

○ 持续培养，为他们提供价值。比如，一份关于你所在行业的时事通讯，抑或是一份关于如何从你所做或提供的

> 工作中获得最大收益的信息。重点：千万不要把赋能的环节变成拿腔拿调的推销，因为推销很快会过时。赋能的方式可以是偶尔的宣讲或特别优惠。但最重要的是，要维持与客户的定期联系。否则，你很快会被潜在客户遗忘，而你苦苦搭建起来的关系也会分崩离析。

如果你能成为一个“营销农民”，你将实现数据库在质和量上的双重增长，最终获得持续性收获。

连续输出价值流，塑造你的权威形象

在上一节中，我向大家介绍了一个新概念，即“基于筛选潜在客户的目的去做广告”。捕获准客户只是任务之一。如何处理捕获到的准客户又是另外一回事。你是否遇到过这种情况：有人向你打听产品和服务的具体情况，但从此以后就消失得无影无踪；或者你收到了一份报价单，接到了一通懒洋洋的跟进电话，之后就没有下文了。这就是营销基础设施不完善的后果。

最令人感到悲哀的是，大部分（甚至是绝大部分）枯燥乏味的后续跟进工作是能通过 CRM 系统自动完成的。大多数性能良好的 CRM 系统可以预设自动向客户发送电子邮件、短信服务或在适当时机提示营销人员拨打跟进电话。这些自动功能可根据潜在客户的特定行动，如问询、消费等，或基于预设的定时器来自动触发。自动化系统能帮你对潜在客户进行分类、挑拣和筛选，从而让你更高效、充分地发挥时间效能。

现在，你已经拥有了高转化率的潜在客户数据库，你的任务就是营销到底、不眠不休。可能听上去我在鼓励你胡搅蛮缠、撒泼打滚，实际上并非如此。

传统营销培训的理念总是聚焦于压力策略，如“一定要成交”这样的豪言壮语。不仅如此，其他旨在成交的营销伎俩也都是基于压力策略而制定的。正是这样的理念，才让潜在客户对推销人员避之不及。

我倡导的是将推销人员打造成客户夹道欢迎的贵客，而不是人人喊打的害虫。在潜在客户作出购买决定之前，要源源不断地向他们输送各式各样的价值流，可以是某种形式的教程、文章、案例研究，也可以是客户感兴趣领域的月度通讯。这样做能够颠覆传统营销人员的形象，为客户构建信任、亲善的环境，彰显你作为专家和教师的权威。

多样的技术手段让后续机制的自发存续成为可能，并能在搭建大型销售渠道的同时实现成本节约和规模效应。有些潜在客户会立即完成转化，其他的可能会在几周、几个月甚至几年后才成为客户。重点在于，基于价值和信任，与潜在客户建立牢固的互信关系，这样你才会顺理成章地成为他们消费时的首选。这是最合乎道德、最轻松的销售方式之一，因为它完全建立在信任和价值交换的基础上。当竞争对手还在蒙着眼睛向人群中放箭，指望那 3% 购买欲望强烈的客户的自投罗网的时候，你已经用上文介绍的技术手段找到了潜在客户的所在，剩下的工作就是瞄准、射击。

你需要利用多种资产来搭建营销的基础设施。在经营自己的企业或帮助别人管理企业的时候，我曾多次成功搭建出类似的基础设施，这是我使用的资产清单：

- 用于捕获准客户的宣传网站
- 免费的经录制的信息
- 业务通讯
- 博客
- 免费报告
- 直邮地址清单
- 电子邮件地址清单
- 社交媒体
- 线上视频和 DVD
- 播客和音频 CD
- 广告单

○ 手写笔记

○ 电子邮件和短信自动回复软件

○“惊叹包裹”（将在下一节中详述）

以上内容构成了我的营销基础设施。虽然我不断地运用各种元素搭建更大、更复杂的资产，但核心部件是不变的，它们各自有固定的位置和目的。我所设计和投用的广告用来捕获准客户，将其纳入数据库并转化为我的“狂热粉丝”。

当然，建造基础设施需要花费大量的金钱和时间。但正像建造实体设施（如公路或铁路网络等）那样，大量的时间和金钱其实只需要在最初阶段投入，随后只需对设备进行维护和改良。

更让人振奋的是，随着科技的日新月异，营销系统的大量流程是可以自动完成的，这为我们提供了时间和成本上的巨大便利。当我测试出一套行之有效的资源搭配方案后，完全可以在之后的应用中如法炮制，获得相同的效果。

在我对基础设施进行逐步完善的过程中，营销效果也在持续提升。那么你呢？你开始着手打造自己的基础设施了吗？你在持续完善和改建自己的营销系统吗？

如果你的答案是肯定的，那么恭喜你，你已经在与守株待兔的竞争者的竞赛中抢得了先机。

用不落俗套的包裹，带给销售对象“哇”的惊喜

在第 3 章中，我们充分讨论了邮政投递作为媒介渠道的重要性。而“肿胀邮件”（Lumpy Mail）策略则是将邮政投递这一媒介继续发扬光大的有力武器。不妨回想一下你进行信件分类时的场景：你面前有一堆信，突然看到有一个信封鼓鼓囊囊的，好像里面装着立体的东西，可能是书、DVD 或者其他琐碎的小玩意儿。那么你会率先打开哪个信封呢？如果你和正常人想法无二的话，你肯定会首先打开这个鼓鼓囊囊的信封来一探究竟。

“肿胀邮件”策略足以充分吸引客户的目光，从而让你在直邮营销活动中大放异彩。在直邮行业中，这种随信附赠的、用来抓人眼球的小玩意儿被称作“注目物”（grabbers）。

注目物的选取通常要贴合营销信件的主题。举例来说，如果营销信件的主题是“别再浪费金钱”，那就可以在信封中塞进一个塑料的小垃圾桶。如果信件的主题为“吸引客户”，就可以在信封中放一小块磁铁。听起来有些俗套，可能确实也很俗套，但它却能牢牢地吸引客户的注意力，达到博人一笑的效果。如果真的挠到了客户的痒处，甚至还能获得惊喜。

正如上文所说，图书、CD、DVD 都能成为绝佳的注目物。这些小玩意儿不光是在被打开的时候能吸引客户的注意力，它们会被

保存很长时间，并不时地向客户提示你的存在。

而“肿胀邮件”的进阶版，就是“惊叹包裹”（the Shock and Awe Package），这个概念通常被认为是直接营销传奇人物丹·肯尼迪（Dan Kennedy）的发明。它可能是现存的最有效的直接营销跟进措施，如果能善加利用，你能迅速领先竞争对手。它的能量超乎你的想象，能彻底击溃你的对手，让你立于不败之地。“惊叹包裹”的美妙之处在于，即便竞争对手洞悉了你的套路，也不敢原封不动地照搬你的行动。通常来说，也不会有人想复制你的行动。

在上一章中，我们谈论了捕获潜在客户的重要性。这样做的目的是与他们保持联系、培养他们，直到他们成为我们的客户。现在请你回忆一下上一次咨询某产品或服务的情景。可能当时你拨打了商家的服务热线，或发送了邮件，或通过网页提交了咨询申请。也就是说，你完成了潜在客户咨询信息的常规操作。那你得到了怎样的回复呢？

商家的回复形式不外乎：

○ 发送一个网页链接

○ 回复一封电子邮件（可能还随信附上几个附件）

○ 给你回电，解答你的问题

他们联系你的方式可能是以上的一种或几种。那么结果呢？

他们用最经济高效的方式作出了回复。经济高效本没有什么不对，但这个过程丝毫没有乐趣、惊喜或鼓励可言。肯定不会有人站出来说："哇，他们给我发了一份 PDF 版本的产品说明书，好棒啊！"

在你与潜在客户最初的几次交流中，你可以给他们留下对产品的不同印象，如：

○ 不是什么新鲜玩意儿

○ 很蹩脚、很尴尬

○ 出乎意料的惊喜

绝大部分企业主选择了第一项；剩下的大部分选择了第二项；几乎没人选第三项。而你的工作，就是想出一个妥善的方法，给客户留下第三种印象。幸运的是，你并不需要从头再来，因为"惊叹包裹"足以帮助你将产品变成客户难以预料的惊喜。

"惊叹包裹"其实就是一个装满特色赠品的实体箱子。箱子里的东西和企业或行业相关，而你需要通过邮寄或快递将其送到潜在客户的手上。你可以将以下东西放入箱中：

○ 书籍：可能人们永远都不会把书扔出家门。如果这书是你本人的著作，就再好不过了。书籍是一种绝佳的定位工具，能瞬间将你的形象从营销人员提升为行业专家和权威。而我现在就在向各位读者施展这个魔法！

○ DVD 或 CD 能向潜在客户直观展示你自己以及产品和服务的主要问题，并为潜在客户提供相应的解决思路。

○ 老客户提供的，视频、音频或手写文件形式的客户评价。

○ 提到你本人、产品或企业的媒体视频的剪辑。

○ 活页、营销函件或其他营销材料。

○ 能够客观展示产品、服务价值的独立报告或白皮书。

○ 产品或服务的样品。带有面值的优惠券或礼品卡更佳，会让潜在客户产生“扔掉即是浪费”的感觉。它们也会刺激潜在客户尝试消费。

○ 能为客户带来快乐、信息甚至惊喜的，不落俗套的小玩意儿和小礼品。我曾听过有的企业会赠送特制的咖啡马克杯，甚至 iPad（美国苹果公司发布的平板电脑系列。——译者注）。

○ 为愿意接受电话营销的客户提供手写感谢卡。

我听到了你心中的惊叹。什么！在这个即时访问、随需应变的

“信息时代”，竟然还要用平邮去营销？是的！相信我，我本身就是高新技术的忠实拥趸，在这方面恐怕很少有人比得上我。我自认是追逐各类“智能产品”的尖端潮人，几乎无时无刻不在盯着智能终端的屏幕。然而和大部分人一样，我非常享受收到包裹的惊喜感，如果是意外惊喜就更好了。

虽然人们对邮递的热情已大不如前，但实体函件和包裹的力量仍然不容小觑。如果你看到办公桌上放着一个联邦快递的盒子，你会等多久去打开这个盒子？如果你和常人无异，我猜应该等不了多久。

当然，我并不是在质疑电话、电子邮件或网页营销的威力。我想强调的是，你与潜在客户建立的最初几次联系是非常“神圣”的，需要精心策划、谨慎对待，不能只是依赖运气。“惊叹包裹”就是为潜在客户带来心理震撼的有效工具。

“惊叹包裹”应实现三个目的：

- 为潜在客户提供意想不到的高附加价值
- 为你树立相关领域专家和权威的形象
- 促进潜在客户向消费客户的转变

这岂不是要比“好，我会在电子邮件中为你提供更多信息”这类标准回答更有用处、更有力量？

对“惊叹包裹”最常见的反对意见就是成本太高。在上一章中我们曾讨论过，在其他条件等同的前提下，我们在高转化率客户身上投入越大，他们转化为客户的可能性就越大。这就是“惊叹包裹”的目的。如果你能在取悦和震撼潜在客户上投入更多，就能在这个环节完胜其他竞争者。前提条件是，你必须对自己的统计数据尤其是客户终生价值这样的数据心中有数，不然可能会蒙受亏损。千万别因为计算上的失误浪费了完美的营销成果。除非目前企业的利润率极低，或者你拥有的是一家纯交易性的企业（我个人不建议这种经营模式），你才需要在“惊叹包裹”上精打细算。

在震撼潜在客户的过程中，“经济”和“高效”不能兼得。“惊叹包裹”是企业的一项重大竞争优势，只不过很多企业并不理解。即便能够理解它的重要性，有些企业也不敢贸然使用，因为它们还不能做到对自身的数据心中有数。它们会将迟迟不行动的怯懦归因于高昂的成本，毕竟它们认为还有很多经济高效的方式去获取客户。

让你的竞争对手们去寻找那经济高效的营销方法吧。而你，则只需要取悦、娱乐、鼓舞、震撼你的潜在客户。你会变得不同凡响，让竞争者望尘莫及。

敢做，敢说，敢保证

许多成功的、高速增长的企业都有一个共同点：它们非常重视营销，创造了海量要约。这些要约有的石沉大海，有的成功引起了客户的兴趣。令人兴奋的是，你并不需要用成功去抵消失败的部分。尤其是在押"小赌注"（对客户名单上的一小部分进行测试）的时候，这些成本几乎可以忽略不计。通过创造大量要约，你很快就会洞悉客户的偏好，知道哪些方法管用、哪些不管用。当你成了一名高产的营销者时，就能轻易地从客户行为中捕获出趋势和规律，进行分区测试，更加科学地对客户的反应进行评估。

高增长的企业还有一个重要特征：它们在创造要约的时候从来不会束手束脚。它们敢于承担风险，敢于投放大胆的营销文案，敢于向客户作出保障和承诺。

真的这么简单吗？敢做、敢说、敢保证就是实现高增长的秘诀吗？答案是肯定的。增长的基础从未改变过。是的，目前更多的媒体渠道让海量要约的投放成为可能，崭新的营销技术能让你随时完成分区测试、对投资收益率展开追踪，但企业增长的基础从未改变过。

投放更大胆的营销文案＋创造更多的要约＝企业的高速增长。

大量的要约会为企业创造一种“高人气”效应。客户和潜在客户会更加关注你，这就为你提供了脱颖而出、构建销售渠道的绝佳机会。营销惯常环节中的一点改变（无论是积极的还是消极的），随着时间的流逝，最终都会产生深远的影响。如果将向客户和潜在客户发送要约纳入营销惯常环节，假以时日定会使企业发生天翻地覆的改变。

要约发送的惯常化会让你变成更好的营销者。当你掌握了营销的科学，企业的高速增长便指日可待。在你着力改善的同时，环境也会随之改善来配合你的进步。

聚集最核心人才，搭建营销的基础设施

在学校的时候，师长教育你要独立自主。你需要同时通过数学、科学、英语考试才能成功升至下一个学年。假设你和几个朋友组了一个组合，各有专攻。一位好友专攻数学，他负责所有的数学考试。一位好友专攻科学，他负责所有的科学考试。最后，你负责英语考试，因为这是你最擅长的。要是在学校，这种互相帮助的组合肯定会在考试中被算成作弊，你们都会被记过，甚至被开除。不过在商业界，汇聚不同的人才来追求相同的目标却是成功企业的典型做法。商业是一种团队性运动，只靠单打独斗是远远不够的。

要想让企业成功运转，就必须汇集多种类型的人才。以下是三种最主要的类型：

企业家：企业家是负责提供想法和观点的人，换句话说，是一个有远见的人。他们能甄别出市场中存在的问题和缺口，愿意承担解决问题的风险并从中牟利。他们负责打造愿景，比如就某一特定产品洞察市场缺口，雇用适合人来维持企业的运转。

专家：专家是替企业家将远见付诸现实的人。一位专家可以是工程师、风险投资人或平面设计师。他们获取企业家的愿景（或部分愿景）并将其实现。他们负责使愿景成真，比如建造一间厂房来生产产品、有对加工流水线进行修正或设计产品包装等。

管理者：他们每天都需要到岗，确保工作落实到位、产品及时送达、愿景维持正轨，总之，一切按计划运行。他们负责场景重现，比如工厂正常运转、货品及时送出及保证产品质量等工作。

总之，企业若想成功，以上三种人物不可或缺，很少有人能同时兼顾三种角色。很多中小型企业主可能会扮演企业家或专家，或兼顾两种角色，但是再想胜任管理者就很难了。

即便目前你是企业唯一的运营人员，也需要找到一个办法来全面覆盖这三个角色。外包或外聘均可。小型企业中的人总是倾向于所有事务都亲力亲为、含含糊糊地蒙混过关。如果企业缺少管理者这个角色，就很难搭建出完善的营销基础设施，也无法正常运转。这也是部分小型企业不披露月度行业报告、从不制作“惊叹包裹”的原因。尽管企业主可能会觉得它们是培养准客户的好方法（它们的确是），但他们却疲于扮演好企业家或专家的角色而无暇他顾。如果没有管理者照料营销基础设施，这些经营上的策略也就无法落地实行。

我们承认，像“惊叹包裹”这样的多元化营销工具和资产能带来良好的营销效果，但如果你无暇顾及的话，它就失去了意义。

可能在企业的各个部门和领域中，你已经集齐了这三种角色。比如在创业初期，你曾为企业的发展布局定向，打造愿景。然后，你雇用了一名律师来确定企业的法律架构，即你的律师让愿景成真。随后，你雇用了一名会计师来处理纳税申报单和合规问题，他负责场景重现。

搭建营销基础设施的过程亦是如此。在适当的位置引入系统（有关系统的问题，我们会在第 7 章中详谈），提出崭新的营销理念，或者（请允许我如此不谦虚）直接从本书中复制一个好点子：雇用平面设计师、网页开发人员和文案写手，让愿景成真；寻求行政管理的帮助或通过行使服务义务来重现场景。正如之前谈到的那样，我们可以将必要的场景自动化，将无法自动化的因素剔除。基础设施建设对于企业来说至关重要且难以忽视。如果缺乏一套功能全面、运行有序的营销基础设施，不但会给企业的经营带来危害，甚至有将企业扼杀的可能。

你无法忽视年度纳税义务，因为它由政府强制执行。你不得不在日历上记录下纳税申报的日期，以及需要上缴的税收种类。同样地，你可以将这套纳税的强制机制完全复制到市场营销的领域中，创建一份营销日历。你需要在营销日历上标注日度、月度、季度和年度事务，要像对待其他商务事项一样，认真对待你的营销活动。

例如，你可以看看下列事务是否能直接应用于营销日历：

日度：检查社交媒体平台是否有任何提醒，并及时回应。

周度：撰写博客，通过电子邮箱广播向通讯列表中的客户发送博客链接。

月度：通过直邮向客户或潜在客户发送纸质的行业通讯或明信片。

季度：向近期没有购物的沉寂客户发送信件，以重新取得联系。

年度：向所有客户派发礼物篮，感谢他们对你生意的照顾。

一旦你确定了“该做什么”及“何时去做”，你面临的唯一问题就是由谁去按部就班地实施各类营销活动。如果你是小型企业的企业主，也是企业唯一的运营人员，千万别想着亲力亲为。只要能确定合适人选，你大可以将这些重复的工作交给其他人。

除了常规的、有计划的营销活动，你还要充分考虑引入事件触发型营销活动的可行性。你可以参考下文中列举的事件触发型活动以及相应的措施：

在某次商业活动中遇到一位潜在客户：将名片上的个人信息录入 CRM 系统，保证每月定期发送行业资讯和明信片。

遇到一份送上门来的销售咨询：向客户发送手写报告和“惊叹包裹”。

从博客留言中获得新客户的电子邮件地址：将他们加入 CRM 系统，并在接下来的 30 天内自动向他们发送共有 5 集的教育片。

收到了客户的投诉：在事件完美解决后，向客户寄送一封手写道歉信，并随信附上一张面值 100 美元的优惠券，提示他们在下次购物时可以享受优惠。

我在此再度强调，要尽可能地把这些事件触发型活动分配给其他人员，这样你才能解放出双手来完成更高级别的营销任务，如新型营销活动的设计和测试、专注于提升要约的价值等。很少有其他商务活动能像营销活动一样为你带来高收益。

即便现有的企业规模很小也没有关系，可以以经理的身份雇用管理人员为你“管理工厂”，并确保你的计划和事件引发的营销活动获得场景重现。

作为企业主，对于“该做什么”，我们必须心中有数。这通常意味着，对于必须处理的事务，我们只管撸起袖子加油干。然而，若你将时间花在不擅长的领域或不能充分利用时间，就未免得不偿失了。要记住，金钱是一种可再生资源，你总会找到方法重获金钱，但时间是不可再生的。

关于外聘和委派的另一个常见问题，就是人员的素质。他们能如你所愿地去处理事务吗？或许不能。我的一贯信条是，如果你雇用的人员能达到你的水平的 80%，就是值得委任的。我知道放手是件难事，尤其是对于控制狂和完美主义者来说（这是企业家的通病）。不过，你若想赋予时间更多的弹性和效用，这种适当的放手是必须的。否则，你只会将本该用来完成高价值工作（如搭建营销基础设施等）的时间浪费在低端的、惯常的任务上，无法将企业推向更高的层次。

以下是来自吉姆·罗恩的智慧箴言，永不过时：

要学会区分“主要”和“次要”。很多人无所建树，因为他们专注于细枝末节。

别把“行动”和“成就”相混淆。人在忙碌的时候很容易把两者搞混。最重要的问题在于：“你究竟在忙着做些什么？”

时间耽误不起，日子转眼即逝，过一天少一天。因此，确保明智地度过每一天。

我们不能把主要时间花在小事情上，反之亦然。

时间远比金钱宝贵。你能获得更多的钱，却不能获得更多的时间。

善用时间，是致富背后的秘密。

最后，反对外聘还有一个最常见的理由：太贵。不过这是几年前的情况了。随着“地缘套利”的兴起，这种情况已经成为历史。东南亚、印度和东欧储存着大量的人才和劳动力，你只需要支付美国本土几成的价格就能雇到优秀的人才。这也是大型企业将生产流水线转移到这些地区的原因。这些地区遍布着聪明、高知、英语流利但急需工作的人。除了成本低廉，时间弹性强也是一个重要优势。你只需要下达任务，一觉醒来就能看到成果。如果你雇用美国本地工人，就不得不应付那些烦冗的任免流程。随着线上外包平台，如 Upwork（综合类人力服务平台。——译者注）、Freelancer（外包服务平台。——译者注）和 99Design（在线平面设计交易市场。——译者注）的兴起，你随时可以在网上雇用到个人助理、平面设计师、网站开发人员以及所有你能想到的专业人士。无论是全职还是兼职，你都能找到合适的人选。

本书的成书过程就是个完美的例子。这本书由我在澳大利亚完稿，由两位编辑校对，其中一位身在美国，另一位身在加拿大。封面设计来自印度的设计师，我的助理研究员来自菲律宾。互联网打破了地理上的藩篱，使任何人都能拥有全球劳动力。人才供应从未像现在这样稳定，性价比也是前所未有的。

当然，时不时会冒出一些老生常谈的反对意见，比如“爱国主义”“增加本地就业机会”等。当你的关键营销战略无法推进、企业奄奄一息的时候，还能创造出多少本地就业机会？劳动力和人才的全球化早已变为现实。过去被跨国公司、国际企业垄断的跨境外聘和地缘套利，现在成为中小型企业（就像你我）也能够享受的福利。游戏规则已经改变。作为企业主，我们的工作是接受形势的变化，寻找变革和盈利的机会，而不是负隅抵抗，自寻死路。

随着你的企业的成功，增加本地就业机会将自动成为副产品。等你换了新房、买了新车，就是在无形中创造就业机会，为当地和社区作出贡献。但如果企业经营失败，这一切也就无从谈起了。

本章行动项目

你的准客户培养系统是怎样的?

将它填写在“一页纸营销计划”九宫格的第五个格子里。

第6章 打消客户疑虑的零阻力签单法

所谓销售转化就是创造足够的信任、展示足够的价值，以激励感兴趣的客户成为付费客户。无论是对你还是对客户，正确的定位都会使销售转化过程变得容易、自然。

本章需重点关注的问题是：

- 为何产品定位是收取高价的关键因素？
- 如何打破客户对营销人员的负面印象，赢得客户的青睐？
- 为何中小型企业的销售转化率如此之低？如何才能与大型企业分庭抗礼？
- 如何在客户向你购买商品和服务时降低客户的感知风险？
- 如何在销售过程中迅速提升可信度，在客户面前建立信任？
- 如何正确地为产品和服务定价？
- 如何有效去除阻止客户购买行为的障碍？

粉碎信任危机，赢回被“咬”多次的销售目标

你可能听过这个来自经典电影《乌龙帮办行大运》(*The Pink Panther Strikes Again*)的老笑话：倒霉的糊涂大侦探扮演者彼得·塞勒斯（Peter Sellers）看到了一只可爱的小狗，他用滑稽的法国口音问站在小狗旁边的男人：“你的狗咬人吗？”男人摇了摇头回答：“不咬。”侦探随后伸手逗弄小狗，没想到小狗挣脱了绳子并咬了他的手。塞勒斯回头冲着男人愤愤不平地叫嚷：“你不是说你的狗不咬人吗？”男人漫不经心地回答：“这又不是我的狗。”

就是这样，你的销售目标被“咬”过太多次，所以他们理所应当地认定，所有的狗都咬人。事实上，除非你是行业内的领军人物，否则你不可能与销售目标站在同等的地位进行交涉。就算你拥有高尚的职业操守，潜在客户也抱着冷漠的态度，不愿信任你。不幸的是，在你自证清白之前，会一直被打着“有罪”的标签。也就是说，你必须单枪匹马地杀出一条血路，将自己的地位从劣势拉回优势，赢回潜在客户的信任，才能做成一笔生意。

信任危机是销售的最大障碍，所以我们必须为销售转化总结出一套扎实的战略。虽然复杂的营销培训计划超出了本书的范围，但我们会在本章中讨论一些销售的战略和策略，从而更好地阐述销售转化过程。具体地讲，我们需要探讨“自我定位”在流程中

的核心位置，以及如何通过正确的自我定位来实现基于客户信任的销售转化。为了全面研究现代销售策略，我强烈推荐尼尔·雷克汉姆（Neil Rackham）的著作《SPIN 销售》（*SPIN Selling*）。

在前两章中，我们探讨了如何捕获并培养高转化率准客户，如何建立信任、价值和权威。这一切都是为了让销售转化过程变得更容易。当你带着潜在客户走到销售转化这个节点的时候，他们应该跃跃欲试并表现出了强烈的购买欲望。如果你仍需要苦口婆心地劝导，甚至生拉硬拽，那你就需要改良你的准客户培养流程了。

绝大部分营销人员将自己定位为“绝望的乞求者”或者是惹人厌烦、咄咄逼人的销售员，只知道一味奉行老掉牙的“营销技巧”，如 ABC（always be closing，即“一定要成交”）、“决断式成交”或“假定成交法”。其实这些所谓的“技巧”“战略”早已成了营销界的笑话。除非你是在挨家挨户地推销像吸尘器这样的低价值产品，否则这些技巧只会让潜在客户产生更多不信任感，且毫无益处。

另外一种糟糕的策略，就是期待客户自己上门、实现销售。有些人开了实体店，有些人设计了官方网站，然后期待销售滚滚而来。他们的营销策略就是“希望”。当然，偶尔会有几个潜在客户误打误撞地闯进来，做成一两笔生意，但这终究是一种不可取的方法。许多企业就是在这样的境况下奄奄一息，直到死亡，随后将生意的失败归因于行业的激烈竞争。

老实说，我不知道有没有市场或行业不存在竞争。但我知道，在任何市场和行业中，无论竞争多么激烈，总会有人脱颖而出，也总会有人垂死挣扎。

如果我们敢于直面自己，就不会把责任归咎到市场和行业。那么问题究竟出在哪里？问题在于，它们将自己定位成了一种商品、一家泯然众人的普通企业。

如果你也对自己作出了同样的定位，那么用于营销的武器就只剩博人眼球（成本高）和降低价格（很危险）了。除非你是好市多、沃尔玛或其他类似巨头，否则千万不要把价格作为关键差异化因素，因为这是一场赢不了的战斗。

在这个阶段，大部分企业开始意识到自己的愚蠢，抛出“最佳”“质量最好”这类引人怀疑且无法量化的主张和宣言，这也是错误的开始。

提升盈利基准，走出低价取胜的怪圈

无论你提供的是新鲜的烤面包、会计服务还是 IT 技术支持，营销手段都会对客户和定价产生巨大的影响。一种常见的误区就是“产品质量决定一切”。你理所当然地认为，只要产品和服务的质量更高，就会受到更多客户的青睐，吸引更多的消费。

从某种程度上来说，这种观点也没什么错。但当产品和服务的生产水平达到“足够好”之后，就会出现边际效用递减规律。如果你是搞 IT 支持、提供会计服务甚至是烤面包的，你的产品和服务又会比竞争对手高出多少呢？换言之，当你的生产水平达到某个程度之后，你的实际利润来自你选择的营销方式。

世界顶尖的小提琴手能挣多少钱？这取决于他营销自己的方式。你听说过约书亚·贝尔（Joshua Bell）吗？他是一位世界一流的古典音乐家。他的演奏吸引了来自世界各地的听众，收费更是高到离谱，高达每分钟 1 000 美元。他的乐器是一把产于 1713 年的斯特拉迪瓦里（Stradivarius），目前标价 350 万美元。这把斯特拉迪瓦里小提琴存世 300 余年，是有史以来音色最完美的一把小提琴。

也就是说，世界顶尖的音乐家在拉世界上音色最美的小提琴。我们可以说，作为音乐家，贝尔已经站在了行业巅峰。他在事业巅峰期参加了《华盛顿邮报》（*the Washington Post*）的一个社会试验。《华盛顿邮报》要求贝尔在当地地铁站演奏一个小时的小提琴，在此期间，成千上万名乘客将和他擦肩而过。2007 年 1 月 12 日清晨，贝尔把打开的琴匣放在脚下，按照单子上的顺序逐一演奏古典大师们的毕生杰作。你猜这位世界顶尖音乐家凭借这把价值 350 万美元的小提琴，在一个小时内挣了多少钱？ 32 美元。

世界上最伟大的小提琴家，用音色最完美的乐器，却只在“客户”

面前挣到了32美元。就在几个夜晚之前，贝尔在波士顿音乐厅演奏的门票卖出了100美元甚至更高的价格。换句话说，在举办音乐会的那几晚，他每小时的收入超过6万美元。

同样的音乐家，用同样的琴演奏着同样的音乐，在地铁站的一个小时中只挣到了32美元，但在音乐厅却能挣到6万美元。差异为何如此之大？一言以蔽之，就是定位的区别（你可以登录1pmp.com观看约书亚·贝尔参与社会试验的视频资料。——译者注）。

即便你是专业的音乐大师，如果将自己定位成地铁里的流浪艺人，你的客户就会等同视之，付给你相应的价格。与之相反，如果你将自己定位成在音乐厅内演奏的专业人士，客户群和价格就会随之变化。换句话说，你在客户眼中的价值会根据自身定位的变化而变化。

当然，将自己定位成专业音乐家，却在表演的时候滥竽充数，这样的做法也是不可取的。无论你身处哪个行业，道理都一样。如果你的产品和服务质量均属上乘，那么究竟是什么在阻止你提高自身的定位？从现在开始，以高价出售并吸引更高层次的客户，坚决避免将自己定位为普通商品，走出低价取胜的怪圈。只有这样，你的盈利基准才有提升的可能。

友谊比技巧更能达成交易

当亲密好友突然出现在你家门口，你会有何感受？当你正在与家人共进晚餐时，一个挨家挨户推销商品的陌生人出现在你面前，你的感觉又如何？两者之间的差别在哪里？前者是你夹道相迎的贵客，与你有着根深蒂固的亲密关系和联系。后者是“人人喊打”的“害虫”，你不知道他是谁，也不知道他从哪里来，很可能你不需要也不想要他推销的商品。

贵客会给你的人生带来附加价值，而“害虫”只会入侵你的生活、剥夺你的快乐。试想一下，在接触潜在客户的时候，被奉为上宾是不是要比被视为讨厌鬼好得多？如果潜在客户对你的产品表现出浓厚的兴趣，甚至张开双臂迎接你，推销过程也会在瞬间变得轻松愉悦。这就是我希望你在经营和营销过程中作出的转变——从“害虫”到贵客的转变。

大多数企业试图在没有建立信任的情况下进行销售，他们要么打电话推销，要么用过时的方法做广告，而这些方法收效甚微。这样做的问题在于，你在要求潜在客户与一个完全陌生的人做生意。他们根本不认识你，不喜欢你，也不相信你。就好像有人在第一次约会的时候就向你求婚一样。在极端情况下可能会成功，但你真的愿意用整个企业孤注一掷吗？这样做的唯一后果是得到一个极低的成交率，可能是10%，甚至5%。在不合格的客户身上浪费了大量的金钱、时间和精力。更糟糕的是，你还要为这些糟糕的广告支付一大笔费用。

如果你的广告平平无奇，也可能接到一些咨询电话。虽然你嘴上说“没错，咱们可以见面聊聊”或“没错，我能帮助你”，但其实这些人对你没什么了解，他们只是在试探你的价格，所以转化率依旧处于较低水平。

在这个阶段，很多企业都会陷入“祈愿鸦片”（hopeium）的迷幻旋涡。“祈愿鸦片”是一种致幻药物，会在你周身上下和精神领域不断游走，让你误认为潜在客户对你频频示好，其实并没有。这种药物发作的时点，通常是潜在客户对你说“可以再详细介绍一下你的产品”“给我发一份报价单看看”“发给我更多的信息”的时候。我相信你明白我的意思，对吗？有人给你的办公室打了电话，对你的要约表现出一定程度的兴趣，而你迫不及待地认为，这将是你做成下一笔生意的好征兆。

然后，在对潜在客户进行了持续几天甚至几周的追踪后，你的热情会被他们的“沉默对待”浇灭。你们曾进行了良好的沟通，他们也对产品表现出了一定的热情。但刹那之间一切又归于沉寂。你想方设法地和他们取得了一两次的联系，甚至还发送了跟进的电子邮件，但全都石沉大海。他们就这样消失了。你琢磨着自己肯定是出于某种原因丢失了这些客户，但你却搞不清楚问题究竟出在哪儿，究竟是你的态度还是产品惹恼了客户。从此，营销变成了崎岖的山路和痛苦的折磨。

“祈愿鸦片”是可怕而危险的，因为这并不是基于潜在客户的真实想法。你越早“戒掉”，就能越早认清现实，不再浪费时间去追逐那些并不合格的潜在客户。

过去几年，潜在客户们变得越来越多疑。他们承受过太多的欺骗，无法对你赋予足够的信任。因此，你的出发点并不在起跑线上，而是在起跑线之前。那套“成交，成交，成交……销售，销售，销售……”至上的老套把戏早就不顶用了。现在，潜在客户翻身做了主人，而你只能无功而返，因为他们不信任你。

我们并不是无计可施。你需要摆脱那套陈腐的把戏，向“教育，教育，教育”的方向引导他们。只有通过教育，才能建立信任。只有通过教育，才能将自己定位为“专家”。只有通过教育，才能建立良好的供需关系，才能缓和买卖双方的对立关系，更轻松地达成交易。

在上一章中我们讲过，我们要做的不是直截了当的推销，而是为潜在客户赋予附加价值，开展教育，从而提供解决问题的方案。像免费的行业报告、音频采访资料、在线研讨会等，都是有效的教育工具。

虽然这在一定程度上会延缓交易时间，但却能达到两个效果：

首先，展示了你乐于给予、而非索取的意愿，减轻了潜在客户的抵触心理。其次，展示了你作为行业领域教育者和专家的权威地位。不妨认真想想。一边是只想着业绩和佣金、咄咄逼人的销售人员，一边是直击客户痛点、以解决客户问题为己任的教育者。假设你是客户，你会偏向哪一方呢？从现在开始，停止你只顾业绩的销售行为，把向潜在客户提供教育、咨询和建议的工作提上日程，在数量众多的竞争者中脱颖而出吧。

再仔细读读上文吧。相信你会有所收获。

让我们面对现实吧。没有人会喜欢典型的、不可靠的、咄咄逼人的销售人员。你需要把自己打造成医生的角色，不仅能诊断出客户的痛点，还能对症下药解决问题。我敢保证，无论环境如何变化，你都能在销售中得心应手，成为一名值得信赖、专业权威、博洽多闻、自信能干的销售顾问。这就是你需要在潜在客户眼中、脑海中构建起来的形象——一位能提供帮助和解决方案的专家。

我曾经对“企业主”下过一个定义，看来现在是一个分享的好机会：“企业主就是在解决客户问题的同时获利的人。”你需要坚守的底线，就是千万不要在别人脑海中留下一个“销售人员”的形象。最好的方法是善用“潜在客户培育系统”（这一点我会在稍后说明），为客户提供咨询式营销。

你需要成为现状的变革者、价值的创造者和客户利益的实现者，设法成为你所处行业或产业的专家和权威。事实上，所有人都在努力成为专家，只不过有些人采用了错误的营销方式。咖啡馆致力于煮出最美味的咖啡，却可能败于“不会营销”。

咨询式营销是性价比最高、功效最持久、影响深远的营销战略。

现在胜负的天平就握在你的手上。只要你选择用咨询、建议、教育的方式去对待潜在客户和客户，让他们了解产品所能带来的优势和好处，天平就会向你倾斜。在混乱的市场中，这也是从买家手中收回主动权的唯一方法。从现在开始，停止咄咄逼人的推销，转而为客户提供咨询和建议，这样你才能获得他们更多的赞许和支持，利润才会滚滚而来。

利用网站和 CRM 系统清除信任偏见

如果你调查一下，就会发现大多数人都不喜欢与大型且僵化的企业做生意。差劲的服务、冷漠的员工及从来不主动联系客户的售后管理是大型企业主要的短处。虽然大型企业有种种劣势，但出于某些原因，我们依然会选择与大型企业做生意。为什么呢？

一个最主要的原因，就是“舒适度”——虽然购物体验不好，但也不会差到哪里去。就像俗话说的，“明枪易躲，暗箭难防”。人们为什么不愿意相信中小型企业呢？多半是受口是心非的管理人员和油嘴滑舌的销售人员两种固有认知的影响。人们一般认为，虽然大型企业的服务算不上优质，但最起码不会欺骗他们。

如果你经营的是中小型企业，那么就伴随着与生俱来的劣势。虽然对你有所了解的深度客户知道你是可靠的、你的产品是优质的，但大多数人并不愿意费力去深入地了解你。他们只会快速瞟一眼产品包装，然后作出粗略的判断。

这也是我反复强调要用客户的信任和依赖对产品加以包装的原因。通过对营销技术的合理应用，你能在自身与大型企业之间创造出公平的竞争环境。曾几何时，这类商业技术工具因成本限制而被大型企业垄断。如今，随着技术的进步，互联网、软件运营（“软件即服务”，SaaS）和云计算技术已经悄悄填平了中小型企业和大型企业间的鸿沟。

《纽约客》（*The New Yorker*）杂志上曾刊登过一幅著名漫画：一条狗坐在电脑前，标题为《在互联网上，没人知道你是一条狗》。这幅漫画生动展示了技术如何给予我们公平竞争的便利，为中小型企业提供了打败大型企业的可能。

在下文中，我将列举一些通过使用价格低廉而作用显著的商业科技扩大企业品牌专业度和影响力的案例。它们不仅能帮你摆脱客户对小型企业的信任偏见，还能在经营企业甚至扩大企业规模方面提出有效的建议。

网站：你的官方网站可能是潜在客户最优先造访的地方。一定要留意下文中提到的内容，它们将成为暴露企业规模、让客户萌生不信任感的祸端。

- 网页上没有电话号码。在官方网站的每一个网页顶端，都需要公示企业的电话号码。
- 既没有电子邮箱地址，也没有邮寄地址。哪怕你在家中办公，也需要设置一个虚拟的办公地址来会见客户，并将其展示在官方网站上。
- 网页上没有隐私规定或者没有使用条款。其实你可以很方便地找到大量模板。
- 网页设计显得难看或廉价。千万别在设计上省钱。即便经费有限，也要把网页设计得赏心悦目、便于使用。

电子邮箱地址：很多小型企业宁愿用 Hotmail、Gmail 或 ISP 作为官方电子邮箱，也不愿意开发一个带有自己域名后缀的邮箱，这一点确实令人震惊。请你告诉我，johnny14@gmail.com 和 john.smith@company.com 哪个看上去更可信？

电话号码：电话号码能帮你解决很多问题。使用全国免费电话号码、个性服务号码甚至在号码上标注“免费”，都能让客户产生你的企业遍布全国、便于沟通联络的错觉。你也可以在快移媒体，如无线广播、广告牌上标注电话号码，虽然只是一瞬间的印象，但反复出现的号码会加深他们的记忆。

客户关系管理系统：正如我们在前一章介绍的那样，客户关系管理系统是营销活动的神经中枢。它能够帮助你对客户的信息展开追踪，自动进行跟进和管理。与电子数据表程序或临时归档系统相比，CRM 系统在客户记录管理方面更加智能高效。

售票系统：如果你对客户支持或客户询价存在业务需求，售票系统完全可以帮助你和客户对以往问询进行追踪和跟进。它能够高效地处理状态更新、电话咨询和电邮咨询的相关问题，为你和手下职员减轻大量的工作负担。与此同时，可追踪的问询也给予客户充分的信任感，让他们明白自己的诉求并不是无人理睬的。

以上几个小工具，应该能帮你打消客户对小型企业劣势的信任偏见。通过使用它们，你就能不断增加获胜的筹码，将自己的企业包装成一家专业机构（哪怕它只是刚刚起步）。

虽然这些工具只是辅助，并不能取代优质的产品和服务，却能帮你填补管理认知的缺口。只要你能一如既往地对营销方法进行优化和调整，成功的营销就会成为现实。

“过分担保”：压倒对手的最后一根稻草

我第一次在冰激淋店看到“试吃汤匙”的时候，才真正意识到消费者规避风险的意愿有多强烈。人们在冰激淋店的门口排起了曲折的长龙，就是为了抓起那把塑料小汤匙，尝一尝这几种冰激淋是否符合自己的口味，确保稍后购买的冰激淋不会让自己失望。基于“过分担保”的风险规避，意味着如果产品或服务不合潜在客户的心意，你就需要对客户作出某种赔偿。“过分担保”要比那些稀松平常的“退款担保”“满意度担保”严苛得多。不过当你有效规避赔偿风险后，你会发现它反而是促进销售的一条捷径：因为它会降低潜在客户内心的警惕性。

举个例子，如果我想雇佣一家 IT 企业帮助发展商务，我最怕的是什么？可能会有以下几个答案：

○ 他们会不会派几个菜鸟工程师过来？他们边干边学，花上几小时，却要我为他们买单。

○ 如果事情紧急，他们能按照我的时效要求完成工作吗？

○ 他们解决好的这些系统问题会不会再次出现？

○ 当我需要他们对工作作出说明的时候，他们会不会用一些难懂的术语来糊弄我？

在此事例中，一种有效的风险规避保障应该是这样的：

> 我们保证，我们具有专业认证且经验丰富的IT顾问将竭诚为您处理系统问题，并保证问题永不复发。他们会在您垂询后的15分钟内及时回电，用通俗的语言向您解答专业问题。如果违反上述承诺，请您及时反馈，我们会退还双倍咨询费。

请将以上这些承诺，与你经常见到的那种软弱无力、云山雾罩的“满意度担保”作个对比，高下立现。

为了确保“过分担保”发挥实效，你必须杜绝所有模棱两可的说辞，像“满意度担保”“服务、质量、可靠性保证”等。你的保证必须瞄准潜在客户在交易过程中的担忧和疑问，言之有物。

如果你经营的是害虫防治公司，客户想要的结果不外乎以下几种：

○ 害虫不再回来

○ 技师不会把家里搞得一团糟

○ 客户的家人和宠物免遭化学药品的毒害

因此，你的“过分担保”应该是这样的：

我们保证，一次性永久清除房屋内的白蚁，不使用有毒有害药剂，维持您的家庭设施整洁如初。如果您不满意我们的服务，请务必告知我们，服务费将双倍返还。

这份保证看上去似乎有些风险？我敢说，只要你不乱来，就没有人从鸡蛋里面挑骨头。如果你承诺为客户提供完美的服务、对员工开展全面的培训，那么对你来说其实是零风险。更重要的是，在此过程中你的潜在客户也是零风险，这样买卖就更容易成交。其实法律已经有明确要求，厂商需保证产品和服务的质量，并在质量出现问题时有后续服务的义务，那么为什么不把这种已经存在的要求，变成能够带来宣传效益的优势呢？

关于担保问题，我还需要多说两句。作为道德高尚的经营者，你可能觉得为客户提供保证是理所应当的事情（你也一直是这样做的），因此没有将它作为营销手段。既然已经这样做了，为什么不把它当作优势，转化到营销应用中呢？当然，绝大多数客户都是诚实的，当产品和服务符合他们预期的时候，一般不会滥用担保。即便出现滥用的情形，你也无须介怀，毕竟你的担保更加严苛有效，比那些稀松平常、含糊其词的保证更能得到客户的青睐。

聪明的企业家会用潜在客户怀疑、忧虑的眼光去审视自己的企业，剔除客户顾虑的风险点，为更加平稳的交易铺路。而以此培养出来的客户也会表现出更为持久的黏性，不会贸然倒向竞争企业，因为他们的交易风险更高。

一份强力的、结果导向的担保能让客户拥有更佳的购物体验。仅凭这一点，我们就应该尝试为客户提供“过分担保”。客户有他们的顾虑，如果你能提前洞察，用担保的形式进行疏导，就能获得竞争者难以比拟的压倒性优势。

让盈利翻倍的定价秘诀

为产品和服务定价，是商业流程中最为重要的一环。它会波及企业运转的方方面面，从财政状况到市场定位。但一直以来，定价策略都没有得到与之重要性相匹配的重视。

产品的价格是产品定位过程中至关重要的指标。当劳斯莱斯（Rolls-Royce，英国超豪华汽车厂商）或法拉利（Ferrari，意大利著名跑车和赛车生产厂商）为产品定价的时候，难道只是把材料成本相加，然后随意添些利润吗？当然不是。价格是产品定位的核心。

正如我们在本章中讨论的，如果你将自己定位成值得信赖的教育家或咨询顾问，定价的灵活性也会提高。我希望你永远不需要做心脏手术，但如果你需要，你会去找收费最低的心脏外科医生吗？我觉得不会。

其实，企业产品的价格往往是基于竞争对手的价格制定的。最常见的一种做法，就是比同行业中市场份额领先的企业的定价稍低一点。另一种策略，就是在产品成本上添加一部分可以接受的利润。这两种定价方式都是可取的，但都忽略了定价在营销和心理暗示方面的重要作用，仍有很大的提升空间。

无论是哪个行业，大部分企业都会在基本款产品或服务的基础上，尽力为客户提供多样的选择。亨利·福特在为客户打造著名的福特 T 型车的时候曾说过一句名言："客户可以选择他们想要的任何颜色，只要它是黑色。"

在当今世界，客户对于个性化产品的要求逐步提升，有无限种颜色、个性的产品可供选择，福特先生的这句话似乎有些过时。但这位伟大的实业家确实提出了一个问题：我们究竟要为客户提供多少种选择？

大家可能想当然地认为，选择越多，销量越高。然而这种论断一次又一次地被证明是错误的。

哥伦比亚大学的一名商学教授曾经作过一项著名研究。在加利福尼亚州的美食市场，延加（Iyengar）教授和她的助手设立了一个果酱品尝柜台。有时她们提供 6 种风味的果酱，有时是 24 种，每隔几个小时轮换一次。无论展出的果酱是 6 种还是 24 种，平均下来每名客户都尝到了两种果酱。

接下来就是有趣的部分了。有 60％的客户驻足于 24 种果酱的摊位前，只有 40％的客户站在了 6 种果酱的摊位前。但在提供 24 种果酱的柜台，只有 3％的人选择了购买；在提供 6 种果酱的柜台，购买率高达 30％。

那么结论是什么呢？太多的选择反而会减少销售。在这个现象背后作祟的，其实是客户那种不知所措的心理，就像冲进汽车灯下的鹿。过于担心自己的选择不是最优解，反而会彻底阻断他们的消费行为。

如果你研究一下苹果公司和它风靡全球的产品，你就会发现，它每个种类的产品只有 2 ~ 3 个变种。这种数量既不会显得寡淡，又不会让人抓耳挠腮地无从选择。从苹果公司的成功案例中，我发现为客户提供“标准”和“优质”两个产品或服务变种是最为合适的。“优质”产品的定价要比“标准”产品高 50％，但提供的价值至少要比“标准”产品高出一倍。若想让这种策略奏效，一定要确保“优质”产品确实能为客户提供超过“标准”产品的价值。这种策略在“优质”产品变价成本相对较低的案例中尤其有效，因为差价最终都变成了利润。

绝大多数人都是厌恶风险的，尤其是在流量使用、医疗成本和咨询费用这三项上，客户是难以忍受额外收费的。

我们曾在前文中讨论过，如果我们能帮助客户消除风险，就能大幅提升销售成功的概率。而消除风险的一种绝佳方式是在固定价格的产品和服务上附加一份“无限期”的属性。

举例来说，IT 公司会通过收取固定月租，为客户提供无限期技术支持；饭店为客户提供饮品的无限续杯；等等。有不少企业担心“无限期”服务会让自己破产，其实只要你设定好服务条款或限制性规定，就能有效减少甚至杜绝浪费。若你销售的产品或服务具有时限要求，滥用和浪费的风险就会大大降低。你可以用平均算法计算企业的平均交易价值，这样可以精确地算出“无限期”供应的成本。

在消费发生的时点上，人们往往会高估对产品或服务的使用强度——我的 AB 健身机就是冲动消费的典型例子！因此，“无限期”供应能打消客户额外收费的顾虑，帮你达成交易。

在每个行业中，都有一小部分客户想要买到“最高”层次的商品。而客户一般用来衡量“最高”的标准，就是价格。有些客户愿意为功能相同的商品花上十倍、二十倍，甚至一百倍的价格，比如劳斯莱斯以及搭乘私人飞机旅行等等。

虽然这些高端商品交易并不是每天都能遇到，但若你因此便不作任何准备，就等于眼睁睁地让挣钱的机会溜走。即便交易量屈指可数，这些产品也将成为你净利润中的大头，还能帮你吸引更多的高端客户。他们消费的时候，对名望、服务和舒适度的关注程度远远高于价格。

高端商品还有一个好处，就是让你的标准产品定价看上去更加合理。销售领域内的一个重要规则就是，总有10%的客户愿意为产品花上高十倍的价钱，还有1%的客户愿意花上高百倍的价钱。高端商品交易量虽小，但其影响不容忽视。

如果你经营的企业属于高度竞争行业，你往往会产生强烈的降价欲望。如果你确定要走这条路，那务必提起十二万分的警惕。因为你的效益、利润以及最重要的市场定位，都可能会受到伤筋动骨的影响。除非你已经做好使用亏本销售定价策略的打算，否则千万不要贸然尝试。所谓“亏本销售定价策略”，就是指用一种或几种商品作为引流产品，亏本销售，以达到吸引客户，带动系列产品、相关产品销售的目的，从而获取最大利润的策略。

除了降价，还有一种增强竞争力的方法，就是提升要约的价值。福利捆绑、增加数量、附加外围服务都是一些成本较低且有效的方法。

无论你使用哪种方法，持续的测试和监控都非常重要。要知道，客户是一群感性的动物，他们并不会完全被理性所驱动。

最后再强调一遍，请务必将产品定价作为营销策略的重中之重。

把员工变成你的销售铁军

不久前，我的宝马车载系统出了个报错，因此我把车开到当地的宝马服务中心作检查。几分钟之后，服务人员走了过来。他说，问题都搞明白了，车场的几名技术人员需要对汽车作些小调整。随后，他开始用汽修的术语向我解释问题所在。我装模作样地频频点头，好像什么都听明白了，其实是不想让自己的“男性自尊”受辱。

随后他问道：“您需要预约一个汽车服务吗？电脑显示车子的保养日期快到了。”“嗯”，我想，“接下来就是超额营销了，还挺不错。”我说：“那好，我下个月中旬来取车。”服务人员随后向我解释道，如果我把取车时间订得那么晚，可以在店里租一辆车使用。我想：“真是太好了！不用麻烦别人接送我了。”然后，我要求租用一辆比我的车更先进的车型。作为一名销售人员，此时脑海中应该已经警铃声大作了：一名开着刚过了三年保修期的旧车的老客户，现在想租一辆更先进的车型作为日常使用。如果这还不算是天上掉下来的营销机会，那什么才是呢？不过让我震惊的是，服务人员似乎没有意识到这突如其来的商机，也没有抓住机会。他向我表示歉意，说只能租给我一辆更廉价的车型。然后他又花了几分钟时间向我解释这款廉价车型的优点。

我真想用手指戳着他的额头喊：“嘿！看我！嘿！”或者我需要像茱莉娅·罗伯茨（Julia Roberts）在《漂亮女人》（*Pretty Woman*）里饰演的角色一样，一边说着“这是个错误，而且是个很大的错误。我还是去买东西吧”，一边一溜烟地逃离这里。不过事实上，我礼貌地感谢了他的接待，说了“我们下个月见”就离开了。我甚至不敢相信，他就这样让一个绝佳的营销机会从指间溜走。

难道这名服务人员没有看到这次交谈中的商机吗？我想不是。可能是他心中“关我什么事”的念头在作祟。他可能觉得：“我只是名服务人员，如果他想试驾什么新车，就该去找销售人员”。而这一点正是许多企业经常犯的错误。他们将员工分割成各自独立的“部门”，因此销售部门之外的人员就会顺理成章地认为，所有和销售相关的事务都与自己无关。这是一个错误，而且是个很大的错误。作为企业所有人，你有义务让所有员工都明白，销售部门和其他部门之间是一种唇亡齿寒的关系，每位员工都是销售人员。

其实所有的员工都会在某些时刻主动或被动地接触到营销机会。你需要让他们记住，无论自己在企业中扮演着怎样的角色，对营销机会作出积极的反应都是他们的工作职责。为了让这种意识深入人心，最佳的方式就是建立奖励机制。无论员工来自哪个部门，只要主动营销并达成交易，就必须受到奖赏。通过这种方式，你还能顺手挖掘出具备营销天赋的员工，一举两得。

现存的、满意度较高的客户是最容易达成交易的客户群，也是有待你麾下员工尽心耕耘的地方，当然，千万不要咄咄逼人和惹人讨厌。

虽然此时此刻我还没有做好购买一台新车的准备，但如果能花上一整天的时间和心仪的新车近距离接触，我会不会动买车的念头呢？那当然啦！

这也就引出了另一项非常有效的营销手段，即欲取之，必先予之。在客户决定购买之前，你大可以让客户对产品进行试用。这类营销手段通常被称为“买前试用”或“小狗战略”。

设想一下这样的情景：

> 你并不确定是否要买一只小狗，或者你不确定这只小狗是否是你想要的品种。宠物店的销售人员会说：“不急，您可以把小狗先领回家养两天试试。”听上去很合理对不对？因此，你抱着小狗回家了，带着孩子和小狗在院子里玩起了接抛球游戏，绕着房子一起疯跑。每天早晨它都会舔你的鼻子，忠诚地守在家门口安安静静地等你下班。自然地，你就爱上了这位家庭新成员。交易也就达成了。

值得一提的是，不是销售人员说服了你，而是小狗说服了你。就是这么简单。

“小狗战略”是拓展销售最有力的武器。它完全得益于“买前试用”的恐怖魔力，能在短期内帮助你实现交易量的飙升。首先，它能击溃客户潜在的抵抗心理，毕竟“试用”给客户带来的是“交易仍未达成，一切皆可逆转”的感受。其次，它将拒绝交易的责任转嫁到了买家身上，这样一来，交易的优势就掌握在了你的手中。

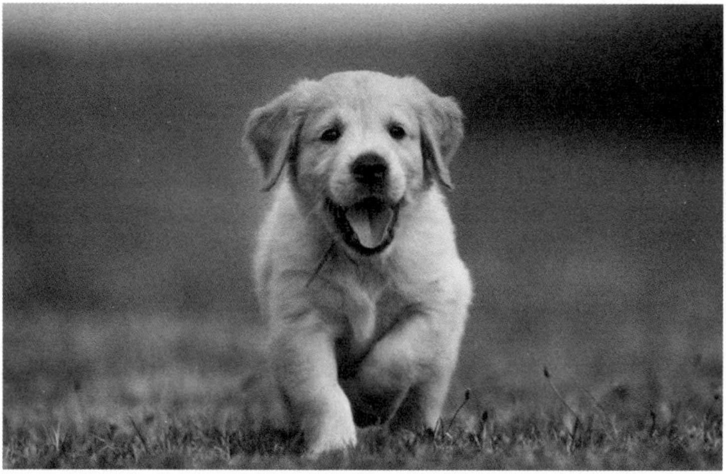

图 6-1 要是有人提议把小狗送回去？放肆，我看谁敢！

最后，如果你的产品确实优质，能够满足潜在客户的需求，他们退还的可能性会极低。将“人人皆销售”的理念和“买前试用”手段配合使用，销售转化率就会像火箭一样一飞冲天。

有些企业（无论规模大小）有时候会想方设法地“阻止”客户去达成交易，这样的企业数量之多，让我瞠目结舌。就好像有一些神秘的、“阻止交易”的部门，它们的工作就是让客户的消费过程异常痛苦、难以忍受。数不清的签章、表格、不近人情的规定等，如同和政府部门打交道。而你的任务，就是让购买流程变得尽可能地简单。

当你看到“只收现金”“信用卡最低消费 10 美元”或“我们

不接受 Amex（由美国运通公司发行的一种信用卡。——译者注）交易”的招牌时，就说明“阻止交易”的部门正在工作了。虽然上述交易方式能帮你节约成本、减少交易手续费，但也会造成销售额减少、客户流失、购买意愿大幅降低。这样做，无异于丢了西瓜捡芝麻。

你需要为客户提供他们惯用的支付方式，而不是只考虑你自己的便利。另外,不要通过收取额外费用的方法去“惩罚”客户。或者，你可以将交易手续费计入一般成本之中。如果你的利润少到甚至不能将手续费计入一般成本的话，那就别盯着交易手续费了，你有更大的麻烦需要解决。

我们曾在本书的第 2 章中提道，提高销售转化率的另一个方法，就是针对高端奢侈产品为客户开通分期支付的方式。这往往关系到交易的成功与否。首先，客户都是基于阅读的频次来规划自己的收入和支出的。其次，客户对未来现金流的关注度要远远低于当期现金流。如果你能将支付方式从大笔的现金支付，转化成月度小额分期支付的方式，销售转化率将会出现大幅提升。

在经营的过程中，你需要甄别出阻止销售转化的门槛和壁垒，并将其移除。你是否要求过客户或潜在客户填写一些无关紧要的冗长表格？你是否能将它们悉数废除或至少减少它们的数量呢？

本章行动项目

你的销售转化系统是怎样的?

将它填写在“一页纸营销计划”九宫格的第六个格子里。

ACT III

THE "AFTER" PHASE

第三阶段

后期：没有终点的浪潮式发售

为何建立“狂热粉丝部落”对企业至关重要？究竟要如何建立这样的客户群体？

确保商业成功的四个核心系统是什么？

从现有客户身上获得更多收益的五种方法。

你需要了解和管理的重点营销指标。

如何能在不显得渴望和迫切的前提下达到激励推介的目标？

什么是“品牌”？如何在你的企业中建立品牌资产？

第7章

及时进阶，提供世界一流的客户体验

通过为客户提供世界一流的体验，让客户逐步转变为品牌的“狂热粉丝”，一次又一次地购买你的产品。为了达成这个目标，你需要在经营过程中搭载相应的系统并善用科学的手段和技术。

本章的重点内容是：

- 为何建立“狂热粉丝部落”对企业至关重要？究竟要如何建立这样的客户群体？
- 如何进行有效的创新（即便你的产品和服务平淡无奇）？
- 技术在企业经营中所扮演的角色是什么？如何使其在营销中发挥最大的功用？
- 如何善用系统，发现暗藏企业深处的商机？
- 确保商业成功的四个核心系统是什么？

借助粉丝效应，让风口的猪飞起来

所谓“部落”，就是由少数领袖领导、因相同理念聚集起来并互相联系的个体集合。[这个定义来自赛斯·高汀的著作《部落》(*Tribes*)] 几千年以来，人类以部落身份生存至今。杰出企业与普通企业的区别之一就在于他们拥有“狂热粉丝部落”。要知道，狂热粉丝和一般客户大不相同。在企业经营的范畴中，粉丝部落中的个体是一种拥有特殊属性的客户。他们就像啦啦队长一样，为你的企业增长呐喊助威。狂热粉丝能成倍放大营销信息的效果，把你的营销活动效果推向付费广告难以企及的高度。据我观察，杰出企业具备以下特点：

- ○ 集中力量去取悦和震撼现有客户，将他们转化成狂热粉丝
- ○ 同客户建立、培养和维系终生关系
- ○ 努力将交易流程变得有趣、便捷
- ○ 为产品和服务营造一种“戏剧感”
- ○ 具备成熟的系统，能够持续不断地为客户提供一流的体验

在本章中，我们将重点论述将普通客户转化为狂热粉丝的方法，让他们信任你、青睐你甚至迫不及待地与你达成交易。这些狂热粉

丝终会成为“部落”的一员，你的任务就是打造好“部落”形成的条件和环境，并对狂热粉丝给予精心呵护。

大部分企业认为，将潜在客户转化为客户（即说服潜在客户作出消费决定）是最重要的，也往往止步于此。这种目光短浅的想法会限制它们的发展，成为企业进步的绊脚石。相反，真正卓越的企业会迎来销售额的指数型增长，因为所有客户不只在这里消费一次，而是一次又一次。

更让人兴奋的是，新产品的发布变得更加容易、收益也更加可期。有了手下“狂热粉丝部落”的摇旗呐喊，你根本不用大费周章地去营销、叫嚷和说服别人。不妨看看营销界中深谙此道的领军人物——苹果公司。每次他们发布新产品甚至新的产品类别时，都会有成千上万的狂热粉丝彻夜不眠地到店门口排队送钱。不要误会，这不是只有苹果公司这样的大企业才有的优势。事实上，小型企业的优势非常明显。相比于身陷官僚主义的桎梏、受层层上报的机制和各种议程所累的大企业，小型企业更加机敏灵活，能对客户的需求给予及时的反馈。更重要的是，小型企业可以对客户关系实现微观管理。如此一来，单个客户不会被泯灭在客户群的汪洋之中，客户关系管理也可以变得更加私人化、个性化，客户蜕变为狂热粉丝的可能性也更高。而你的工作就是建立和培养“狂热粉丝部落”，并意识到在你将潜在客户转变为客户的那一瞬间，真正的营销才刚刚开始。

在第 2 章中，我为大家列举了拟定一份要约所必需的关键因素。在本章中，我会继续和大家分享相关内容。正如之前讨论的，创造要约的第一步是找准目标市场的真实需求。现在，我将就这个问题作进一步的探讨。当我们向客户提供产品或服务时，我们不仅要提供他们“想要”的，还要提供他们“需要”的。

人们想要的和人们需要的往往有很大的不同。举个例子，假设你是一名健身教练。你的工作是帮助客户通过锻炼、塑形、合理摄取营养，维持更好的身体状态，从而提升生活质量。但对于大部分人来说，“更好的身体状态”是一个含义模糊且周期过长的概念。因此你需要用一些更加浮夸、戏剧性的词汇或潜在客户的某些具体需求来加以说明，如强健的腹肌、健美的体型或完美的身材等。

你需要通过投客户所“好”（即外在形体的健美），来给予其真正所“需”（即身体状况的改善）。为了达成这个目标，你必须了解客户“想要”的和“需要”的究竟都是什么。有时候它们是重合的，有时候它们则是完全分离的。

如果我在很久以前就买了一台跑步机，体重却丝毫没有减轻，是否说明跑步机不起作用？显然，这是一个荒诞的结论。为了让跑步机发挥效用，至少你要打开机器，在上面跑上一会儿，出出汗，并定期重复使用。购买只是第一步，使用则是另一回事儿。虽然这个例子看上去很直白浅显，但引导客户通过你的产品和服务实现他们的真正需求，才是整个过程的难点。

有些企业认为这并不是他们的义务，客户需要为自己购买的产品和服务负责。在我看来，这是目光短浅的表现。我们生活在快节奏的世界，很多事情都在争夺客户的时间和注意力。我们的目标就是满足客户的实际需求。

如果客户只买不用或用法不对，就会顺理成章地将产品或服务定义为“无用”。往好了说，这是一笔“一锤子买卖”；往坏了说，我们的产品可能会被贴上“诈骗”的标签。也许你觉得客户将从未使用过的跑步机称作商家的“骗局”是个荒诞的结论，但客户也会对你的产品或服务作出相同的评价。而这正是我们要尽力避免的。

现在的网络论坛和社交媒体如此发达，对产品和服务的反馈是好还是坏只在客户的一念之间。是不是很不公平？也许是的，但成功企业的标志是为客户提供“一站式”解决方案，帮助客户得到预期结果。在许多情况下，这意味着你设定一套解决问题的流程和理念，然后“一勺又一勺”地灌输给客户。不然，你又会走上低毛利、以商品一成交为导向的老路，只能凭借价格优势在众多产品中杀出重围。我们在前文分析过，所谓的“价格优势”会将企业置于非常危险的境地。

因此你需要寻找一条出路，既能满足客户之所“好”，又能提供客户之所“需”。而引导客户寻找真正的需求痛点，意味着你要对产品进行合适的包装。你需要将让人望而生畏的冗长流程分割成客户可接受和控制的小份。举例来说，即便你能生产出世界上最优质的维生素含片，你仍需要把它做成甜味的，这样才能让孩子乖乖服用。

“领导才能”是一种充满魅力的可贵品质，因为人们都希望被引导。如果你能将产品或服务进行适当的包装，提前洞察客户可能会遭遇的问题并将其悉数解决，就能在客户面前展现出无与伦比的领导才能。帮助你的客户达成目标，对你和他们都有很大的好处。反之，则是一损俱损。要时刻记住，你的目标是建立狂热粉丝的部落，而不只是做成一笔生意。

苹果手机榨汁视频：引发数亿播放量的营销奇迹

彼得·德鲁克（Peter Drucker）有一句被反复引用的金句：“企业的两个基本职能是营销和创新。”提到创新，我们通常会将它与硅谷的一些高新技术企业，如生物技术公司、工程公司联系起来。那么问题来了：销售传统产品的企业也能创新吗？答案是当然可以。

世人有一种常见的误解，即所谓的“创新”，必须要体现在实际的产品和服务中。如果你销售的是一种常规产品，“创新”似乎就和你的企业甚至所在产业无缘了。于是你别无选择，只能依靠降价来参与竞争。

然而，创新绝不仅仅体现在产品中。产品的定价、融资、包装、售后、运输、管理、营销方式甚至任何与客户体验相关的元素，都可以是创新的对象。大部分企业所欠缺的是为产品和服务赋予一种“戏剧感”。要知道，客户要的不仅仅是“服务”，也想被“取悦”。通过在你的产品周围营造一种“戏剧感”，可以给他们想要的东西。

假设你所在的行业比较“乏味”，客户购买前考虑的首要因素是“价格”，那么你可能会对上文的论述产生怀疑。毕竟，对于榨汁机厂商或者餐厅来说，怎样才算是创新呢？这些常规甚至无聊的企业要怎样创新呢？我非常高兴你有以上疑问。

布兰泰（Blendtec）是美国一家生产榨汁机的厂商，他们生产的机器和你家厨房用的差不多。不过他们促销的方式，是在YouTube上开了一个名为《这玩意儿能榨汁吗？》（*Will It Blend*？）的视频频道，并制作了系列短片。片中，一位妆容疯癫的科学家为大家展示将各种奇怪物品（如iPhone、iPad、高尔夫球等）放入布兰泰榨汁机“榨汁”后的效果。（如果想看Blendtec的系列视频，请访问1pmp.com.）

看着各种心爱的苹果产品在榨汁机中被打得粉碎，我感到一阵心疼，差点哭出来。然而，这些视频却在YouTube上获得了数亿次的播放量，这一傲人成就足以让布兰泰笑出声来。与视频的轰动性相比，视频中损毁物件的成本简直微不足道。试问，你能用常规产品的非常规用法，创造出类似的“戏剧性”效果吗？

我曾在本地一家餐厅的男洗手间的墙上看到这样一张海报（见图 7-1）：

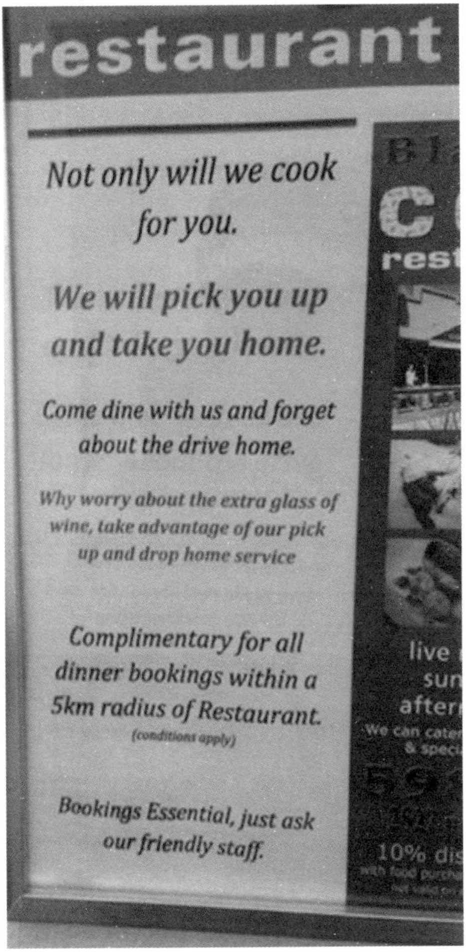

图 7-1　别担心，我们送您回家

餐厅

我们不只是为您提供服务。

我们还负责送您回家。

来和我们一起用餐吧，别想着开车回家了。

为什么要担心额外的一杯酒，利用我们的接送服务吧。

5 千米范围内的所有正餐预订均免费（适用条件）。

预订至关重要，问问我们友好的工作人员就知道了。

餐厅为客户提供汽车接送服务，这样就解决了客户酒后驾车的后顾之忧。餐厅为客户提供了便利，而作为餐厅中利润最高的卖品——酒的销量则不断提高，实现了客户和餐厅的双赢。

生产常规产品的企业在营销方面的创新远不止以上两种。现在轮到你了。其实你并不用提出原创想法，借鉴、模仿其他企业或产业的创意都没有问题，唯独不能死守着常规、无聊的产品不撒手，否则定会滑向降价的深渊。

“解雇”无效技术

最近，我和妻子在我们最喜爱的一家餐厅用餐。那里的菜肴非常美味，员工彬彬有礼、乐于助人，餐厅的位置也无可挑剔——坐落在海滩上。在寒冷的夜晚，他们会点燃壁炉，不仅能取暖，还能增添气氛。自一年前我们搬到那儿附近，就经常前去用餐。这次我们吃完后，我去买单，抬头一看，那块破破烂烂的手写标牌仍贴在原处，上面写着“非常抱歉，本店的信用卡刷卡机无法识别 PIN 码（personal identification number，个人标识号，用于保护智能卡免受误用的秘密标识代码。——译者注），请手动签单。给您带来的不便敬请谅解。”

我有些震惊，想不通为什么如此高端的一家餐厅迟迟不肯解决这个问题。我自己也有企业，如果在与客户的接触过程中，有一个环节是我想使其尽可能顺利的话，那就是支付环节。我震惊的点不仅仅在于至少这一年来餐厅都没动过修好刷卡机的念头，还在于餐厅竟然从未想过更换一种更为流畅的支付方式，比如非接触式支付系统。

在过去几年中，技术进步的速度足以让我们瞠目结舌。在 2004 年 8 月之前，谷歌还只是一家私营的、籍籍无名的小企业；在 2006 年 9 月之前，Facebook 仍在试验阶段，尚未对公众开放；在 2007 年年中之前，iPhone（美国苹果公司研发的智能手机系列。——译者注）还没问世；在 2010 年 4 月以前，iPad 还只是极客圈子内的一个玩笑。时至今日，难以想象，如果没有这些几年之前还不存在的技术，我们的日子该怎么过。虽然技术创新的速度日益加快，甚至呈现出几何级增长的趋势，但几千年来，新技术诞生的目的从未改变过。在商业领域，新技术诞生的目的直白简单，就是减少摩擦。我们想在提高客户满意度的同时，让销售变得更快、更简洁。我们希望技术能给商务造福，而不是扯后腿。

作为客户（通常是大型企业的客户），我们都有过类似的受挫经历：商家由于技术限制、客服难以沟通，只能给出“电脑系统显示‘不行’”这样千篇一律的回答。作为小型企业的所有人，我们必须保证技术能为我们移除障碍，而不是创造障碍。

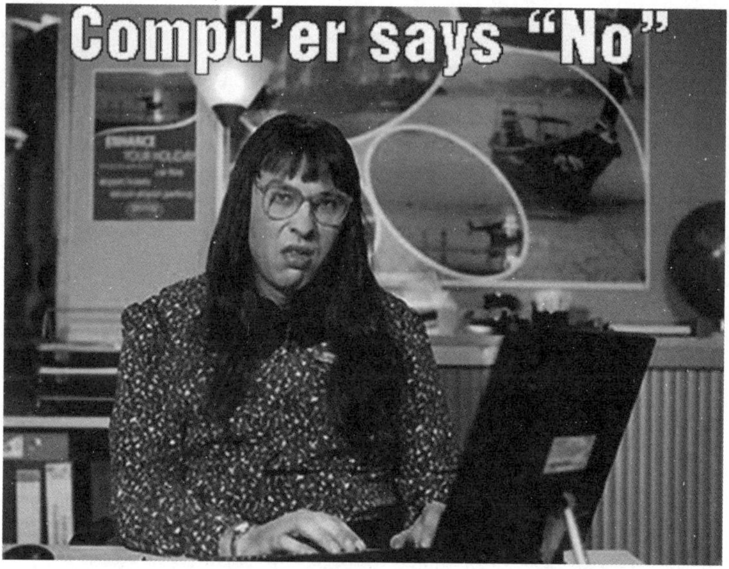

图 7-2 电脑系统显示“不行”

通过有效的“减负”，技术能让我们的生活变得更加便利。它可以完成人力难以实现的复杂计算，将沉重的混凝土块搬运到合适的位置，从成千上万种出版物中找到引用文献的源头。但是，有的时候我们只是为了使用技术而使用技术。比如，我经常问别人设置官方网站、推特或 Facebook 主页的目的是什么，却从没得到过直接简明的答案。

iPod 刚上市的时候，在 iPod 中添加音乐的唯一合法的方法是：

○ 开车到当地的唱片店，购买一张你喜爱的 CD；

○ 将 CD 插入电脑光驱，将其中的音频内容拷至电脑硬盘；

○ 将 iPod 连至电脑，将音频文件同步到 iPod 上。

虽然操作方式有些烦琐，但 iPod 也取得了巨大的成功。然而直到苹果推出 iTunes Store（一个由苹果公司运营的音乐、电视、电影在线商店。——译者注）服务，iPod 才迎来了真正的春天，iTunes Store 服务也为 iPhone 和 iPad 的上市打下了坚实的基础。苹果公司的技术有效地减少了客户和商户之间的摩擦。如果你对亚马逊、谷歌或非接触式支付系统的研发产业展开研究，就能找到不少类似的例子。

通过减少摩擦，科技大大提高了我们处理问题的效率。以往需要几小时、几天甚至几年的时间来完成的工作，现在所需的时间被大幅压缩。那么，你要如何通过善用技术，来减少你与客户之间的摩擦？哪些任务是可以精简、无缝衔接的？更重要的问题是，如何确保技术不会阻碍企业与客户之间的交流？我是这样做的：

将每一种技术都看作一名员工。我雇用这名员工的目的是什么？考核员工的关键绩效指标（key performance indicator，简称 KPI）又应该是什么？以网站为例。即便没有什么特殊原因，企业也会设计一个官方网站，这种现象很常见。大部分企业其实是模模糊糊地希望客户能光顾它们的网站，毕竟这是产品宣传手册的网页版本。

然而，我结识的杰出企业家都会将技术使用在某些特定但可量化的目标上。比方说，官方网站不仅可以用于产品营销，还可以通过“选择性加入”的功能来建立营销数据库。我们能立即甄别出哪些“员工”有用，哪些没用。“解雇”没用的“员工”，同时对有用的加以培养。

现在不妨仔细回顾一下你在企业运营中是如何应用各类技术的。它们能帮你减少摩擦吗？它们真的能各司其职、胜任自己的工作吗？

“声誉经济”中的生存法则：告诉客户你有多努力

伟大的商业哲学家吉姆·罗恩曾说：“不要把时间浪费在无关紧要的声音上。你需要调低杂音，才能听清楚那些有价值的声音。”

这确实是一条智慧箴言。然而，要想为客户提供世界一流的购物体验，就必须成为对客户“有价值的声音”。为了实现这个目标，你需要成为行业的意见领袖，搜寻行业内各式各样的意见和评论。你需要成为一位“内容创造者”。成功的企业家和“祈业家”

（wantrepreneurs，有成为创业者的愿望，却没有付诸实践的人。——译者注）的最大区别在于成功的企业家几乎都是“内容创造者”，而“祈业家”都是“内容消费者”。其实，成功的企业家不仅是内容创造者，还是高产的内容创造者。

为了成为对客户“有价值的声音”，你需要提出一些有价值的想法。但有价值的想法并不会凭空出现。你需要向行业内外的意见领袖、导师、教练或成功的同行求教，聆听有价值的声音，为形成自己的想法和观念奠定基础。这种形式的“自我教育”是我认为最有效的教育形式。不过，无论听上去多么诱人，我们也不能任由太多的声音入侵大脑。从亲身经历出发的第一手知识永远是最宝贵的，要比照本宣科的理论和观点有用得多。虽然理论和观点本身没有错，但老生常谈式的搬运反而会造成混淆。

高压式营销策略大行其是的时代已成为历史。当今，世界已经蜕变为一个互联互通的整体，每个人都能轻易获取世界上几乎所有的信息。而人与人交往中最具价值的商品就是声誉。声誉经济对企业的要求，就是从基于信息的高压营销转变为基于教育的营销。教育式营销至少能带来两个好处：

其一，教育式营销需要你在目标市场中树立一个权威形象。每个客户都需要权威意见来左右自己的思考。一旦成为内容创造者，你的自我定位会一跃成为行业领域内的专家和权威。

其二，教育式营销是一个客户关系建立的过程。成为你的目标市场可信赖的顾问，而不仅仅是一个推销员。通过源源不断地向目标市场释放有价值的、教育性强的内容，你可以为建立良好的客户关系打下坚实的基础。毕竟，如果你是客户，一边是能提供大量有价值信息的、备受信任的顾问，一边是想快速实现销售的陌生人，你更愿意选择哪边呢？

不过，成为“有价值的声音”是一条漫长而艰辛的道路。但总会苦尽甘来。“声誉经济”的大环境也决定了你坚决不能再走以商品为主线的老路，籍籍无名等同于灭亡。那么如何才能成为客户脑海中“有价值的声音”呢？为什么不去尝试写些博客或创建一个邮件列表，为客户发送月度行业动态？或者在 YouTube 定期上传教育视频？这些方式都可以成为你为目标市场赋能的第一步。这样一来，客户就能把你和竞争对手区分开来。而后者会因为不思进取，陷在传统营销策略的泥淖中无法自拔。

有天晚上，我和妻子用过晚餐，开车回家。我正盘算着如何度过这轻松的周六夜晚，妻子提议去超市买几样东西。我暗自呻吟一声，驱车拐进了超市停车场。因为我最讨厌逛超市，所以一如往常地跟妻子说出了那句经典台词：“你去吧，我在车里等你。”毕竟她只是去随便买些东西，我可以抓紧时间用 iPhone 玩一会“愤怒的小鸟”（Angry Birds，一款家喻户晓的起源于手机的小游戏。——译者注），看看能不能把卡住的那关打过去。没想到这次她竟然没同意。最终，我只能一脸无奈地拎着购物篮，徘徊在超市最后方的几排货架之间，听着妻子徒劳地保证：“我再拿两样东西就好。”就在妻子纠结是选择葡萄柚味沐浴露还是椰子味沐浴露（这本身就是一堂营销课）时，有些东西吸引了我的注意力。呈现在我眼前的是一个绝佳的营销范例，从创意到呈现都无懈可击。请看图 7-3。

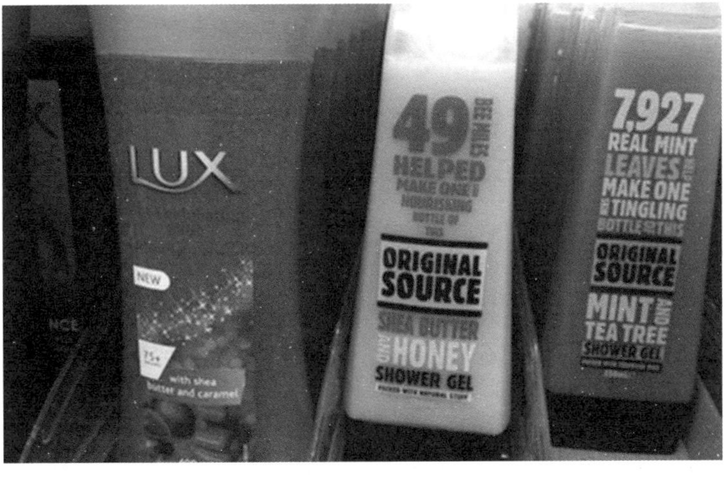

图 7-3　从创意到呈现都无懈可击的沐浴露

你能看出右边的两瓶沐浴露与左边那瓶的巨大区别吗？右边的

两个瓶子是我在很长一段时间里见过的最好的产品包装之一。而左边的包装则很无趣，和货架上另外一百种同类商品没有任何差别。

在酒吧里，倒满一整杯健力士（Guinness）黑啤酒要花不少时间。这是健力士酿造过程中一个名为“成核作用”的环节导致的。在这个环节，啤酒中来自麦芽等原料的蛋白质和多肽会聚集在一起，起到表面活性剂的作用，使啤酒的泡沫持久而稳定。这个特点虽然在如今受到人们的广泛欢迎，最初却被大量消费者诟病，因为从拧开酒桶龙头到接满一整杯生啤的时间太过漫长。20 世纪 90 年代中期，健力士通过一系列营销活动，终于将这个“劣势”成功转化为产品特色。其实他们只是告诉消费者，想倒出一杯完美的啤酒究竟有多困难。他们在广告词中反复强调，“想倒出一品托完美的啤酒需要 119.5 秒”以及“美好的事物值得耐心等待”。

这个故事的核心意义是：你需要告诉客户，你为了提供产品或服务究竟付出了怎样的努力。无论是在营销文案中，还是在产品包装上，向客户展示你筹备、生产商品时付出的艰辛，这一点在服务行业同样适用：向客户展示你的技术以及你是如何获取这些技术的；向他们展示企业的经营状况以及员工的培训流程。你要知道，产品或服务背后的故事也是营销的重要一环，所以别让你的技术和努力默默无闻、付诸东流。客户也会从中获得一种心理上的保障，即你的产品和服务是倾注了心血、凝结了努力的产物。这一点在生产溢价产品、提供优质服务的企业中尤为必要。

现在，让我们将视线转回沐浴露包装上。显而易见，右侧沐浴露的标签几乎占据了整个瓶身，上面清晰展示了产品生产背后的故事。不得不说这是一步好棋！事实上，就算在包装上把自己吹捧成行业领军者也可能无济于事。客户只在乎产品本身能解决什么问题。而一个有说服力的背景故事就能实现这个目的。

你应该知道怎么做了。我从一次心不甘情不愿的购物中发掘到了宝贵的营销原则。从这个角度来说，美好的事物确实需要耐心等待。

可复制性：麦当劳的制霸要素

在经营企业的过程中，我最注重的事务之一，就是创建适合自身发展的各种系统。在我第一次读到迈克尔・格伯（Micheal Gerber）的著作《突破瓶颈》（*The E-Myth Revisited*）的时候，很快就沉入其中，甚至能听到硬币在大脑中啪嗒作响的声音。所幸，我创造的系统迄今为止还在正常运转。正是这套系统，使我从濒临破产的绝境一路奋斗至今，逐渐建立了几家成功的企业。

根据我的观点，最有价值的业务系统的特点之一，在于可复制性。如果你的企业核心构成依赖于一个天才或超级明星，那么它就很难或不可能复制。这也是沃伦·巴菲特（Warren Buffett）宣称自己只投资“无聊的企业”的原因。“无聊的企业”指那些他能理解其运行机制、提供一种主要产品、有可靠管理并且能产生大量现金的公司。听上去多无聊啊！

在沃伦·巴菲特的投资组合中，你永远看不到高风险的技术新兴公司、生物科技公司，甚至没有一丝一毫常人无法理解的概念。这些企业往往依赖于一两个“超级明星”。这些人一旦离职就万事皆休。相反，你能看到那些拥有成熟的管理系统的企业，它们能长时间持续产出优质产品。商务系统能帮助平凡的企业创造出卓越的业绩。

一旦你成功创造了一套可复制的系统，就会有人愿意为它付一大笔钱。这笔钱的形式不一而足，但出资方通常会是以下几个：

- 因认可企业的持续产出而想要和你交易的客户
- 想获得系统使用许可的人
- 想要购入系统特许经营权的特许经营者
- 想要收购企业的投资人或竞争者

在下文中，我将列举四种最主要的商务系统。相信无论你身处哪种行业，都能派上用场。如果你能成功建立覆盖以下四种功能、可量化和复制的系统，我保证你很快就能获得一笔可观的收入：

营销系统：此系统会为你创造源源不断的准客户流。

推销系统：此系统用于培养准客户、推销后续跟进和销售转化。

实现系统：此系统主要关注实现交易达成的工作。

管理系统：此系统负责其他涉及企业经营活动的工作，如财务、接待、人力等。

无论企业的经营范围如何，以上四个基本功能都和企业运营息息相关。很多小型企业往往会陷入实现系统和管理系统的泥潭，而忽视营销系统和推销系统。大部分企业并不会在营销工作上设置什么压力，所有看似紧急的事务似乎都落在实现系统和管理系统两个领域。这正是大部分企业甚至是提供优质产品或服务的卓越企业所面临的普遍问题。

其实真正的问题在于，客户在购买和体验之前根本就不知道你的产品或服务有多优质。

如果你不具备营销系统和推销系统，客户就不会进行购买和体验，也无法获知产品或服务的质量。这是一个恶性循环。有人会说，有些企业仅凭借声誉和口碑就达成优秀的业绩。虽然这也很棒，但纯粹依靠声誉建立起足够的业务需要很长时间。同时，聪明的企业会不遗余力地完善自身的营销和推销系统。毕竟，很少有商务问题是不能用钱来解决的。

那么，究竟什么才是商务系统呢？

简而言之，商务系统始于文档化的流程。这套流程能够保证即使企业主不在，企业也能维持正常运转。更多情况下，商务系统还包括工作事项一览表，甚至视频、音频培训文件都是其中重要的一环。总体来说，以上这些材料可以被统称为企业的“操作手册”，是一本企业如何实现正常运营的操作指南。

商务系统最成功的典型就是麦当劳（McDonald's）。众所周知，这是一个复杂的、全球性的、价值数十亿美元的商业帝国，但它基本上是由一群青少年经营的，他们甚至连铺床的事儿都做不好。他们又是怎么做到的呢？关键就在于麦当劳有一套卓越的商务系统。它的操作指南会细化到企业经营的每一分钟，从人员招募，客户交互到巨无霸汉堡中该挤多少酱汁、夹几片腌黄瓜，都事无巨细地作出了规定。也许你会问我怎么知道得这么详细？因为我十几岁的时候在麦当劳打过工。

这是我几年前搬家时发现的一个小东西（见图 7-4）。

在我的经验中，小型企业对商务系统有偏见，主要有以下两个原因：

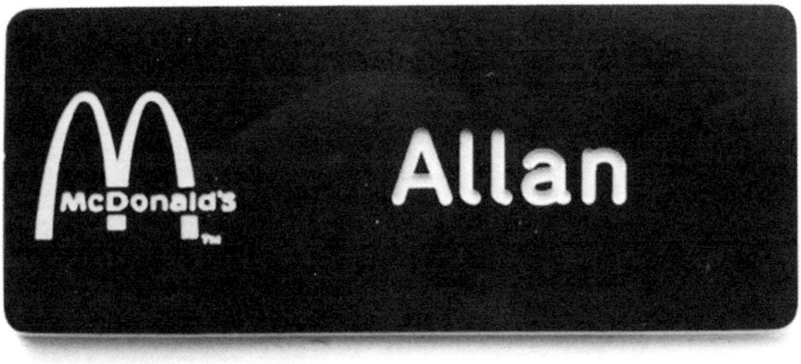

图 7-4 麦当劳工作牌

其一，在它们眼中，商务系统算是企业的“后勤部门”。与最新的产品、销售技术或业务等高度可见的方面不同，好的商务系统被一些人认为是乏味的。诚然，创建商务系统确实是个无聊的过程，但它能实现的结果却是不容忽视的。

其二，商务系统的搭建缺乏“紧迫性”。当企业规模较小或仍在创业初期的时候，企业需要操心的事务很多，如销售、管理、履行订单等，似乎每一件事都要比搭建商务系统来得紧迫。随着企业规模进一步扩大，企业主的时间变得更加稀缺，商务系统的搭建议程往往被无限期延后，最终几乎都石沉大海。

很多企业主在经过多年努力后，最终发现他们引以为豪的企业一文不值，不得不将其清算出售，这真是我见过最可悲的场景。其实，企业本身并不是一文不值。只不过作为企业主的他们已经成

了企业的核心，倘若没有他们，企业的价值就会大打折扣。在这种情况下，企业出售的价格很难超过它全部的股票价值。当然，买家有可能会出于对企业“信誉”的尊重，给出一小部分名义上的溢价。

其实，创建一套有序的商务系统会给企业经营带来不少益处。下面我将挑选最重要的几项来举例：

它会成为企业的宝贵资产。如果企业的收益能维持你现有的生活，那自然很好。如果有一天，你发现是时候卖掉你的企业了，那这笔回报是不是越大越好？而这只会在你建立了完备的商务系统的基础上才能实现。因为到那时，企业即便没有你，也能正常运行。

它能为企业提供杠杆和可扩展性。商务系统能为企业提供持续扩张的能力。只要你拥有完善的商务系统，就能在世界任何地区将企业完美地复制出来，或者通过售卖系统的使用许可或特许经营权来获利。这样一来，就能创造大量的财富。

它能确保客户体验的一致性。一致性是为客户提供绝佳购买体验的关键因素之一。你可能不喜欢麦当劳的快餐，但无论你走到世界的哪个角落，麦当劳提供的食品都是无差异的。

它能有效降低劳动力成本。你和员工不必每次都浪费时间和精力从头做起，这会提高你的经营效率，降低劳动力成本。

别让自己成为企业发展的最大“瓶颈”

思考这样一个问题：如果你需要出国半年，在这期间你不能插手名下企业的经营和业务，那么当你回国的时候，你的企业会变得更好还是更糟？或者，你的企业是否还在？如果以上两个问题的答案有一个是否定的，那么可以说你不是拥有企业，而你就是企业。

很多小型企业，尤其是独立经营或合伙经营的企业，都会栽在上述问题上，因为他们根本没有想过为企业搭建一套系统。毕竟企业的规模很小，一名或多名创始人完全可以胜任企业的全部角色。然而不幸的是，正是这样的思想限制了企业的发展规模，将创始人禁锢成企业的囚徒。

他们经常发现自己处于进退两难的境地。因为被细枝末节绊住了脚步，他们永远没有时间从大局上为企业统筹考虑。因为缺乏成熟的质量管理体系和流程，他们不敢离开企业，被捆绑在自己一手创立的企业上，成了作茧自缚的囚徒。不过别误会我的意思，从财务角度来看，他们的经营也许是成功的。他们的企业可能在忠实客户的基础上蓬勃发展，但问题是，如果企业主被束缚在企业里，就很难为企业的进一步发展大显身手。

一旦他们想离开或身体抱恙需要休养一段时间，就不得不慎重考虑。这样做可能会导致企业的毁灭，因为把控企业走向的点子只在他们的脑袋中。唯一的解决方法是建立一套成熟的管理体系来驱动企业。谢天谢地，如果我们将其拆分成模块，就会发现拼装一套系统似乎没有那么困难。

我们的目标是消除企业发展中的最大“瓶颈”——你自己。即使你不会马上退出公司，那一天也迟早会来。你可能想给自己放一个漫长的假期，踏上人生中的另一段冒险，雇用更多的员工，甚至卖掉这家公司。当这天到来的时候，你会庆幸自己曾经听从了这样的建议。作为企业主，你的工作就是成为一名创新者和企业系统的建造者。即使你现在是唯一的经营者，为企业作长远而全面的考虑也是重中之重。设想一下，如果企业规模发展到目前的十倍，哪些岗位是必须存在的，哪些又不是？比如，你是否需要设立专岗来处理会计、运货、销售、营销等事务？我想你能明白我的意思。如果你是一家小型企业的掌舵人，在现阶段即便你兼任企业大多数或全部的核心角色也没有问题。问题在于，离开你，这些岗位能否运转如初？如果你在企业中是不可或缺的，那么你已经成了企业发展的最大“瓶颈”。

首先，我们需要考察企业中的各个角色。我所说的“角色”不仅仅指某一个人。比如在某些小型企业中，一个人可能既是会计又是前台。即使一个人同时扮演这两个角色，他们仍然是彼此独立的。当企业规模更大时，这两个角色将由不同的人来扮演。在企业规模进一步扩大的情况下，单个角色可能会被进一步分解。比如，某些企业可能会为应收账款和应付账款设置不同的会计人员。在对所有角色加以明确后，就可以为各个角色赋予任务了。比如，会计角色的任务应该包括：

- 给客户开发票
- 开银行对账单
- 跟踪未付款发票
- 录入供应商发票
- 其他事务

一旦我们明确了企业内部的角色并制定好了各个角色的任务，接下来就需要逐一明确如何完成各项任务。

创建企业商务系统最重要的工具之一是工作事项一览表，它的特点是易于创建、跟踪和调试。列好工作事项一览表后，就可以明确每项工作的完成方法。比如，我们想要跟踪未付款发票，这项工作简化后的步骤是：

- 浏览应收账款报告
- 对于逾期 7 ~ 13 天的应收发票，向付款方发送言辞友好

的催收信件

○ 对于逾期 14 ～ 27 天的应收发票，致电对方提醒付款

○ 对于逾期 27 天以上的应收发票，将其发送到催收部门处理

看到我们是如何将一项工作分解成细小、易处理的步骤的吗？以上我列举的是一个简化过的、用于说明的事例。如果某些步骤包括更加细小的次级步骤，也需要进一步加以明确。比如，我们如何浏览应收账款报告呢？

下面我将对创建商务系统进行总结，有三个主要步骤：

○ 明确企业中的各个角色

○ 定义每个角色执行什么任务

○ 创建正确完成这些任务的工作事项一览表

如果你想委派或下放某项任务，只需将类似的清晰流程提供给对方。相比于对他们进行专门培训然后不断监督他们完成工作，显然要更简单有效。

当完成系统创建后，扩大企业规模也变得更加容易了，只需扩大员工队伍即可。当你掌握了企业管理系统的强大之处，就会发现再也回不到以往那种粗放的管理方式了。

如你所见，建立管理系统的过程，其实就是将你反复实践的工作流程付诸笔端。在此之前，所有的行动步骤只是储存在你的大脑中，只能为你所用。当你将所有流程系统化后，扩张企业会变得容易得多，并且离开你，企业也能正常运转。

更重要的是，流程系统化也能确保您的客户获得一致的体验。这样一来，即便企业人来人往、员工或走或留，客户获得的世界级服务体验仍然不变。这一点不是某个员工可以做到的，这种一致性必须由企业提供。而创建一套完善且成熟的管理系统是保持客户体验一致性的最好方法。

寻找企业的“终极客户”

尼尔·阿姆斯特朗（Neil Armstrong）曾经说过：“在去月球之前必须要搞清楚两件事：首先，怎么去；其次，怎么回来。在搞清楚这两个问题之前绝对不能轻举妄动，这才是关键。”

创立企业是激动人心的大事件，人们常常花大量的时间去思考“怎么去”，即怎样成功地经营一家企业，但往往忽视了“怎么回来”，即退出策略。

也就是说，在创立企业的时候，你就要想清楚自己的退路。这听上去简单，但等大多数企业家想清楚这个问题的时候，为时已晚。

那么该如何优雅地退出游戏呢？由谁来接盘？它们为什么要接盘？它们所图为何？是你的客户基础、亮眼的收支报表还是知识产权？它们能获得一个合意的投资回报率吗？

通过解答这些问题，你就能清楚你的下家究竟是谁，以及它们为何要接盘。在创业伊始就考虑清楚这些事情是至关重要的，因为它们将帮助你准确地规划业务并找准前进的目标。如果你从一开始就决定将来以 5 000 万美元的价格出售企业，那么你在企业经营中的一举一动都会围绕这个目标："这能帮我拿到 5 000 万美元吗？"很显然，经营一家企业赚到的钱，很少能和出售一家企业赚到的一样多。企业的收购方就是你的"终极客户"，只要能满足它们的需求，你就能获得有生以来最大的一笔收入。有不计其数的人通过这样的方式一夜暴富。遗憾的是，市场上大量的企业都是一文不值的。因为找不到合适的买家，企业主只能咬牙硬撑，直到破产。你是想不断提升企业价值，坐在谈判桌旁乐享其成，还是想看着多年努力化为乌有？这完全取决于你的经营方法。

在过去的几年中，我卖掉了好几家公司。而现在，我摇身一变，成了天使投资人，坐在了谈判桌的另一边，评估对面的企业是否值得我去购买。坦诚地讲，作为买方，我在评估过程中最看重的问题就是：究竟是你拥有企业，还是你就是企业本身。这两者的差异巨大。如果你的企业不能脱离你独立运营，那么无论它的盈利状况或经营状况多么良好，它都不是可出售的资产，因为你被困住了。这也是成熟的商务系统在企业经营中如此重要的原因。拥有文档化的系统的企业完全可以脱离企业主独立运营。

接下来你需要考虑的问题是，谁会来购买你的企业以及背后的原因。他是你的竞争者？是刚刚进入行业的新手？还是行业内部想改变市场定位的老手？围绕一个合乎逻辑的收购者来构建企业是明智的，这对投资者来说非常有吸引力。他们不仅会对资本的投资回报率产生清晰的认识，也可以在未来效仿你退出行业的方法。即便你暂时没有接触投资者的打算，但作为企业主，你必须了解投资者的想法。也就是说，在白天，你需要尽力扮演好企业家的角色。在晚上，你不妨换上投资人的身份，看看怎样才能提高投资回报率，以便提升企业在出售时的优势。

当然，对于转让企业的问题自然也有很多反对的声音，最常见的就是：“我很喜欢我的企业，并不准备把它卖掉。”如果你既喜欢它，又能获得丰厚的收入，那就没什么问题。但据我所知，这样理想的实例少之又少。无论你是否愿意，总有一天，市场环境会发生改变。你可能会倦怠、生病，或者想退休，又或者你看到了更好的机会。这一点谁也说不准。

如果这一天真的会来，你肯定更希望自己能拿着一张写着很多个零的支票潇洒离去，而不是负债累累、作出折价销售这类不得已的决定。如果你在需要退出的时候才开始计划如何全身而退，那就为时已晚了。你不太可能获得一个理想的结果。因此，你需要在创业之始就谋划好出路。想好你的“终极客户”会是谁，到底要怎样做才能让它们心甘情愿地掏出巨款购买你的企业。

本章行动项目

如何为客户提供世界一流的体验？

将它填写在“一页纸营销计划”九宫格的第七个格子里。

第8章

创造额外价值，给客户回来的理由

增加现有客户的终生价值才是企业盈利的主要来源之一。为了实现这个目标，你需要采取正确的战略和策略，尽可能多地与现有客户达成交易。而你需要做的，则是切实管理和稳步提升企业的关键指标。

本章的重点内容有：

- 为什么你现有的客户群是一个丰富的钻石矿？如何实现它的价值？
- 从现有客户身上获得更多收益的五种方法。
- 如何召回流失客户？如何激活近期无交易的“冻结客户”？
- 你需要了解和管理的重点营销指标。
- 案例展示：如何通过轻微提升三个重点指标来实现431%的业绩增长？

○ 哪种增长和收入对企业有害？如何有效避免“污染收入”的出现？

○ 企业经营的四种客户是什么？我们为何要对他们给予差别对待？

深耕“钻石田”，从已有客户身上不断获利

作为企业主，其实我们都很享受“猎食”的快感。我们诱敌深入、杀伐决断，我们都喜欢新鲜血液在唇齿间流淌的感觉。我们在本书的前六章中已经讨论过这些刺激的内容了。它们都属于将客户引诱上门的“前端”工作。

在本章中，我们需要聚焦“后端”。正是这些东西让你的现有客户买得更多。我知道，这听上去不如产品定位、成交技巧或营销策略那样吸引人，但相信我，这里才是赚钱的地方。

拉塞尔·康韦尔（Russell Conwell）曾作过一个经典演讲“钻石田”，讲的是一个名为阿里·哈发德（Ali Hafed）的人疯狂地喜欢钻石，为此他变卖农场，离开了家人，孤独地踏上了寻求钻石之旅，足迹遍布世界。但是，他一无所获，最后身无分文、一命呜呼。与此同时，阿里农场的新主人却在地里发现了“人类有史以来最富饶的钻石矿”。（欲重温“钻石田”演讲音频或讲稿的

读者，可以登录 1pmp.com.）

这篇文章的中心思想是“在外出寻宝之前，先挖掘自家后院试试看”。我认为这句话完全适用于市场营销。大部分企业往往置自家的“钻石矿”（现有客户）于不顾，反而更愿意离开“家”，花费大把的金钱、精力和时间去探寻新客源。

虽然本书的大部分内容都是关于如何获取新客户（当然这一点也很重要）的，但这只是促进企业发展的两条道路中的一条而已。另一条路，就是从现有和以往客户身上寻找更多的盈利点。大部分企业，尤其是存续时间较长的企业，其实都有一座富饶的“钻石矿”。实际上，从现有和过去的客户那里获得利润远比开发新客源容易得多。一项被广泛引用的统计数据显示，一个人从过去交易过的公司那里购买的可能性是从未接触过的公司的 21 倍（这一数字已流传多年，我甚至不打算去寻找它的原始来源。事实上，无论数字是 21、18、5 还是其他都无关紧要。重点在于，向现有客户售卖产品要比向潜在客户销售简单得多）。这将使你拥有极大的销售优势。若想获取真正的利润，就要想方设法提升与现有客户的交易频次，提高他们的终生价值。让我们来看看五种主要方法：

提高价格

对于提高客户终生价值，最容易被忽视的方法就是提高产品价格。大多数企业担心提价会导致客户流失或出现某种反弹。虽然这确实需要有策略地处理，但如果处理得当，你会发现，客户对价格的反应其实并没有你想象中那样敏感。正如在第 6 章和第 7 章中讨论的那样，如果你能正确定位，为客户提供卓越的购物体验，绝大多数客户其实并不反感价格的提高。如果你与客户沟通和交易的方式足够巧妙，他们甚至都不会察觉价格的变化。

如果你还不相信，不妨转换角色来思考一下你的购物习惯。你在刷信用卡之前，有多少次会停下来看消费总额，更不用说去逐项核对商品价格？就我个人来说，我基本不会看，商品和服务的价格越低廉，我就越不会注意。虽然我经常在家附近的咖啡馆用餐，但我并不清楚一杯咖啡卖多少钱。

更重要的是，就算他们提价 10%或 20%，我也不会留意到。我只会刷一下信用卡，等着自己的咖啡。而对于咖啡店老板来说，提价 10%或 20%的意义是十分重大的，甚至关系到咖啡店的生死存亡。

你上一次提价是什么时候？如果已经有一段时间了，那现在可能就是提价的好时机。原因在于，如果你长时间维持价格的稳定，实际上商品价格是在不断下降的，因为随着通货膨胀的持续，货币的名义价值在降低。所谓通货膨胀，是指一段时间内商品和服务的一般价格水平不断升高的现象。如果还不够直观，可以回忆一下我们小时候牛奶和面包的价格，再与现在作一下对比，背后就是通货膨胀在作祟。因此，如果你长时间不涨价，其实就是在给客户打折。

提高价格的关键是给客户一个满意的理由。这个理由既可以是商品品质的提升，也可以是投入成本的增加。你可以向客户列举既往产品给客户带来的收益和便利，并带领他们展望未来可期的产品更新。当然，有些客户会一走了之，这无法避免。但这些流失的客户一般都是低价值客户。在调整价格的过程中，总会有得有失。如果处理得当，涨价之后的额外收益足以抵消价格敏感客户流失造成的损失。

如果你仍然担心价格的变动会导致现有客户流失，你可以尝试用“祖父条款”（grandfathering，即某些人或实体按照过去的规定从事一些活动，不接受新法律法规的约束，继续按照原有规定办事。——译者注）进行差异定价。换言之，你可以只对新客户提价，对既有客户用“祖父条款”进行豁免，使其享受价格优惠。如果你真的这样做，务必要让既有客户知晓你的所作所为，告诉他们作为既有客户享受了特殊待遇，这样能提升既有客户的忠诚度。

追加销售

“需要搭配一份薯条吗？”这句简短的话成就了麦当劳上亿美元的额外销售额。相似的追加销售策略也能在你的企业中发挥作用。

所谓追加销售，指在提供主营产品和服务的基础上，绑定售卖附加产品。

罗伯特·B. 西奥迪尼（Robert B. Cialdini）在他的经典著作《影响力：说服的心理学》（*Influence: The Psychology of Persuasion*）中，提到了对照原则。所谓对照原则，是指当两种相异的事物接连出现的时候，人们对两者差异的感觉要比实际差异大很多。举个例子，如果你先抬重物再抬一个轻盈的物体，会觉得后者要比实际更轻。如果你的邻居开了一整夜的喧闹派对，那么派对之后的夜晚会显得格外静谧。这些都是对照原则的实例。

定价也会遵循对照原则。当客户花大价钱购买了“昂贵”的主营产品后，附加产品的价格就会显得格外低廉。买过正装的人肯定明白我的意思。你拿着衣服去柜台准备付款，以为可以离开了。实则不然，你的购物才刚刚开始。紧接着，导购人员会和你讨论衬衫。通常情况下，你可能会抱怨这高品质衬衫的价格。但和正装的价格进行对比后，你会觉得衬衫的定价挺合理。在买了五件衬衫后，导购会一边夸奖你挑选衬衫的卓越品位，一边帮你搭配颜色合适的领带。当你认为已经结束之时，你又会被领到袜子和皮带的柜台。当一切结束，你会发现支出已经变成了原来的 2 ~ 3 倍。

追加销售会给你带来两方面的好处。其一是我们刚刚讨论过的对照原则。其二，因为客户对追加的消费没有任何准备，所以对附加产品的价格敏感性不强。对你来说，这两条优势都意味着更高的利润。虽然我并不推荐你将其作为长期策略使用，但它在低利润率的产业内尤其有效。消费类电子产品经常以这种方式销售，核心产品的利润率极低，而大部分实际利润来自电缆、电池和延长保修期等附加配件。追加销售的经典语句是："大部分买了产品 X 的客户都买了产品 Y。"你可以看到像亚马逊这样的大型电商在这方面做得很好。大部分人都想被归为"正常群体"。如果你向他们展示了大众的"正常"购买习惯，就暗暗契合了人类融入正常群体的欲望，也就挠到了大部分客户的痒处。

有些厂商错误地认为，当客户实现交易后，在他们再次消费之前需要进行休憩和调整。其实不然。当潜在客户陷入购买狂热中时，反而会降低警惕，随时准备下一次消费。这就是你绑定高利润附加产品的最好时机。这样一来，客户能得到更满意的结果，同时你也能增加客户终生价值，轻松实现双赢。

升华

所谓升华，就是将现有客户进阶到定价更高、利润更高的产品和服务的过程。互联网厂商（Internet Service Provider，简称 ISP）向你推销高网速的套餐、汽车厂商向你兜售更先进的车型，都可归于此类。升华应该成为市场营销体系的常规项目。大部分情况下，即便高端产品更好用、收入水平足以承担相应的支出，客户也更愿固守现有的产品和服务。这是对你不利的消费惯性。

除了提高利润，升华还能帮你战胜客户的惰性，防止客户转投竞争者门下。当客户因现有的产品和服务无法满足需求而单方面决定进阶的时候，一般会对你的竞争者进行考察，然后对你的不思进取口诛笔伐。他们只会看到你提供的网络速度慢、汽车更耗油，虽然三年前选择购买低廉产品的是他们自己。错不在你，但你没能及时进阶，这就是你的问题。

对每个产品或服务类别实行统一定价也是个糟糕的选择，至少你要给出“标准版”和“豪华版”两种分类。在第 6 章中我们曾经讨论过，在众多的产品组合中，一定要划分出“高端产品”这一类。虽然销量低，但这类商品会贡献绝大部分的净利润。它们会吸引更看重声望、服务和便利的高端客户（区别于只关注产品价格的低价值客户）来进行消费。在第 6 章中，我们曾说有 10% 的客户愿意为产品付出高 10 倍的价格，有 1% 的客户愿意付出高 100 倍的价格，所以对所有产品实行统一定价会将大量赚钱机会拒之门外。

“高端产品”也可以帮助你从对照原则中获益。相比之下，普通客户会认为，你的标准产品或服务的价格要合理得多，同时可能保留了超高价格产品或服务的许多核心功能和好处。

最后，“高端产品”为客户提供了一条升级路径，这是他们所渴望的。人们始终无法抵挡得不到的东西的诱惑。“高端产品”能让客户始终保持强烈的购买欲，等他们的经济水平提升后，后续的购买进阶也就顺理成章了。

频率

不断提高客户的购买频率也是提升客户终生价值的重要策略。提升客户交易频率的方法有很多，我只在这里列举一些可供参考的方法。

向客户发送提示信或通知单。当下，人们的生活非常忙碌，即便商品会让客户受益，也常常会被遗忘。这个时候，你可以通过邮递、电子邮件或短信为客户发送提示信或通知单，提醒客户再次交易。其实这个发送任务是可以自动完成的，我在前文说过，要善用科技进步来减轻工作压力。有些人可能担心，频繁提醒客户会显得有些咄咄逼人。不妨这么想：如果你的产品确实对客户有益，那不卖给他们其实也是一种罪过。

适合发送提示信的产品或服务往往有明确的有效期，如汽车维修、按摩、打印机墨盒加墨、宠物疫苗接种等。那么像不动产、汽车或理财计划这种产品或服务生命周期更长的企业该怎么办呢？毕竟你无法预期客户什么时候会再次消费。我们在第 5 章已经说过，要和客户保持联系，通过客户培养系统建立并发展客户关系，哪怕每个月给客户发送一次行业动态或礼品贺卡都可以。这样就能在客户脑海中留下印象，当他们有购物需求的时候，你会顺理成章地成为他们的首选。

给客户一个回来的理由。最近，我妻子总在一家距离我家 1 小时车程的店铺买鞋。每次消费之后，她都能获得一张“满 100 美元减 30 美元”的优惠券。她花掉 300 美元，就能在下次消费时享受 90 美元的优惠。每次她在柜台结账的时候都能拿到优惠券，一般会在 6 个月后过期。更重要的是，优惠券次日生效。也就是说，你在本次消费中无法立即使用，只能在日后消费中使用。妻子回家后，像所有家庭妇女一样向我炫耀了她享受的折扣，随后说：“他们那里有几双鞋应该是你喜欢的款式。我现在有 90 美元的优惠券，不用就可惜了。”

你们猜猜第二天她把我拽到哪里去了？那个周六我花了一下午的时间，试遍了店里我不确定自己是否真的需要的男鞋，最后在收银台又交了 200 美元才作罢。收银员告诉我们一个好消息，由于我们又花了 200 美元，因此获得了 60 美元的优惠券。接下来我看到的一幕，完全就是一节价值 200 美元的心理学课程。妻子因为厌倦了驱车往返，央求收银员收回那 60 美元的优惠券，因为她既不想花时间开车过来，也不想“浪费”这 60 美元。没想到，收银员微微一笑拒绝了她，并遗憾地表示这是本店的经营政策，如果不需要的话可以将优惠券转赠他人。就这样一个简单的策略，鞋店不仅让最初消费的价值增长了近两倍，甚至还给无法成给回头客的客户造成了心理上的痛苦！如何使用类似的策略来鼓励回头客呢？要记住，这与打折不同，这种方法会鼓励甚至“胁迫”客户在未来继续交易。

通过增加客户订阅来刺激消费。有些商品或服务，如互联网接入、保险或电力供应等，天生就适合“订阅”的商业模式。然而，对于传统、非订阅型的产业，也可以跳出思维框架，倡导产业革命。

在线男性护理用品平台“一美元剃须俱乐部”（The Dollar Shave Club）就是通过提供订阅服务扭转了只提供廉价剃须刀片的经营现状。不得不说，这真是个天才的点子！在为客户创造巨大价值和便利的同时，它们每个月还会向客户收取固定的推送费用，直到客户停止订阅为止。其他产品分类，如化妆品、内衣、水果、袜子、宠物食品等，也可以遵循相同的模式。

每隔 6 个星期，都会有一大袋沉重的狗粮被送到我家门口。从此，费尽周折跑到宠物商店却发现狗粮缺货的情况一去不复返。交易是纯自动发生的，我不会再有“断粮”的顾虑，供货商也能获得稳定的现金流收入。如果你经营的项目也是类似的消费品，那为什么不试试将企业转化为订阅型的经营模式呢？

订阅型经营的另一个好处，就是大大降低了客户对产品价格的敏感度。在过去，我会格外留意当地零售商对我惯用狗粮的定价并寻找折扣。而现在，不经意间，我寻找低价狗粮的“雷达”已经关闭了。因为我知道，每隔 6 个星期，我的供货商会自动处理好这些问题，既然如此，为什么还要在这上面花费精力呢？有的客户确实会对市场进行调查，但至少订阅型服务能有效减少他们用在消费决定上的精力。如果能为客户提供方便快捷的额外价值，即便多收些钱，客户也是不会介意的。大家都知道，便利也是要收费的，而且绝大多数客户愿意花钱购买便利。

重启

与其他企业的情况相同，如果你拥有大量的过往客户就等于坐在了金矿上。过往客户曾经对你赋予了极大的信任，愿意为你跨越潜在客户与客户的鸿沟。但可能出于某些原因，如体验差、价格高、搬离原住址或单纯是你没有给他们一个回头的理由，他们不再向你购买产品。

这份过往客户名单的价值是不可估量的，因为所有的准备工作，从引起潜在客户的注意和了解，到获得他们的赞同和信任，都已经做好了，现在你只需要简单的“重启”，交易系统就能运转如初。“重启”的美妙之处，在于能在短期内获得巨大的商业成功，挣一笔“快钱”。

接下来，我将列举“重启”活动的操作步骤：

- 从你的客户数据库中筛选出长时间未联系或未消费的客户名单。很明显，在此过程中，你也可以过滤掉低价值客户。
- 为这些客户创建一份难以拒绝的要约，诱导他们回来。如礼品卡、打折券或免费赠送的礼品等。
- 和过往客户取得联系，询问他们没有回归的原因。如果是你的问题，就向客户真诚地道歉，向他们详述你的改善方案。如果他们愿意回归，开始重新交易，一定要做到及时跟进，给予他们受到特殊关注的体验。

类似“我们想你了”“我们做错了什么”的语句，都可以作为“重启”活动的绝佳标题。你可以向客户解释，你是如何注意到他们近期没有回购行为的，同时表达出他们对你的特殊意义，以及你希望他们回归的迫切心情。

在理想状态下，“重启”活动并不必要。但在现实中，你总是会一次又一次地丢失客户。要么被竞争企业抢走，要么因对自身营销能力过于自负而白白放走客户。通过“重启”活动，你可以重塑客户关系，并显著提升客户的生命周期价值。

追踪关键数据，拉动企业高速增长

我喜欢听故事，也喜欢讲故事。对于营销人员来说，讲好故事本身就是工作重点之一。问题在于，当涉及衡量和管理企业的成功时，故事往往会混淆事实。如果你曾看过美国广播公司电视台（American Broadcasting Corporation，简称 ABC）的《创智赢家》（*Shark Tank*），你就会明白我的意思。我先解释一下，《创智赢家》是一档真人秀节目。在节目中，创业者向富有的投资者（被称为“鲨鱼”）推销自己的企业，希望能获得嘉宾投资赞助。

节目总是按照相同的套路进行。创业者介绍自己的产品或服务，解释产品或服务能够解决的问题并在现场加以展示。他们通常会向诸位“鲨鱼”解说背后的商机，以此作结。“鲨鱼”们往往会在听完之后，先问一个无关痛痒的问题，随后不可避免地提出潜在投资者脑中冒出的第一个问题：“你的销售量如何？”每逢此时，这些创业菜鸟就变得支支吾吾，开始讲述一个漫长迂回的故事，主题是：“为什么我的产品销量如此之低，或根本卖不出去？”

在很多公司的招股说明书和投资报告中，你也能看到这种长篇累牍的故事。它们一页又一页地讲述自己的故事，吹嘘自己的产品和服务，描述美好的未来前景并为企业的发展绘就宏伟蓝图。可是当你看到它们的实际数据时，却是一片红色海洋。夸张点说，当我想读些有趣的小说时，我会跳过斯蒂芬·金（Stephen King）的作品，转而找一篇报告来读，它们的娱乐性更强！

你可能听过这句经常被引用的管理格言：“只有被量化，才能被管理。”营销是一个需要不断度量、管理和改进你的数据的游戏。你不需要一个冗长复杂的故事。你只需要数据，因为数据能说明一切。医生仅需几组关键数据，就能全面掌握你的健康情况。会计师根据一些重要数据，就能为你的企业把脉。营销也是如此。你只需找准关键数据，然后持续进行改善。我会在后文中解释，为什么数据能在营销中扮演如此重要的角色。不过现在，你必须掌握以下几组关键数字：

准客户数量：计算出企业新晋准客户的数量（有关准客户捕获和培育的信息详见第 4 章和第 5 章）。

转化率：计算出准客户转化为消费客户的比率（我们在第 6 章谈过销售转化的问题）。

平均交易价值：计算出每位客户支付的美元数量（我们已经在本章中探讨过能有效提高平均交易价值的方法）。

盈亏平衡点：计算出能维持企业运营的最小成本，包括租金、员工薪酬、设备和其他经营费用。

需要注意的是，以上几个指标一般都是月度数据，你可以基于企业的规模对时间跨度进行调整，设置为周度甚至日度均可。现在，让我们通过一个例子来演示度量、管理和改进这些数据所带来的改变是多么巨大。

假设你经营一家网店，主营消费电子产品。你从中国进口货物，然后挂到网站出售，利润为 50%。这是一个很高的数字。每月网店平均浏览量为 8 000 人，其中约有 5%的客户下单。

平均下来，每位客户的消费金额约为 500 美元。你的盈亏平衡点由运营费用，如仓库租赁费、员工薪酬、网站维护费用组成，共计每月 9 万美元。因此，你的月度指标数据如表 8-1 所示：

表 8-1　网店的月度指标数据

指标	数值
准客户数量	8 000
销售转化率	5%
总转化量	400
平均交易价值	500 美元
总收入	20 万美元
毛利率	50%
总毛利润	10 万美元
盈亏平衡点	9 万美元
总净利润	1 万美元

现在，我们要做的是集中精力提升 3 个关键指标。假设我们的目标是将准客户数量、转化率和平均交易价值均提升 10%。

首先，你写了一个更具吸引力的广告文案，相应地，网站浏览数量从月均 8 000 上升到 8 800。其次，你提升了交易风险保障，销售转化率从 5% 上涨至 5.5%。最后，你在付款页面上添加了追加销售的要约，将平均交易价值从 500 美元提升至 550 美元。假设毛利率仍为 50% 保持不变，盈亏平衡点仍为每月 9 万美元。

优化前后，你的关键指标对比如表 8-2 所示：

表 8-2　优化前后的关键指标对比

指标	优化前	优化后
准客户数量	8 000	8 800
销售转化率	5%	5.50%
总转化量	400	484
平均交易价值	500 美元	550 美元
总收入	20 万美元	26.62 万美元
毛利率	50%	50%
总毛利润	10 万美元	13.31 万美元
盈亏平衡点	9 万美元	9 万美元
总净利润	1 万美元	4.31 万美元

看到效果了吗？我们只是将 3 个关键指标提升了 10%，总利

润就变成了原来的431%。优化前，企业主的税前收入为12万美元。优化后，这个数字变成了51.72万美元。你认为这对他的生活会产生巨大的影响吗？答案是肯定的。

为了便于展示，我们所作的计算是最初级而简洁的。然而，人们很快就会明白，在企业内部，营销是一个多么巨大的杠杆。下一步，我们需要通过提升价格来增加毛利率，或者通过批发提升客户的购买力。在引入自动化概念和商务系统后，有些经营费用也许是可以削减的。

我想说明的是，通过度量、管理和改进数据，即使微小的变动也会带来巨大的提升效应。小铰链能开大门，四两也能拨千斤。

除此之外，还有几个关键数据需要评估和管理。正如我们在第3章中讨论的，客户购置成本能帮助你计算出每种渠道吸引、转化新客户的平均支出，从而帮你计算出各渠道的投资回报率。

我们在本章也讨论过，你的企业应该具备一些订阅型或经常性收入的项目。如果还没有，你就要抓紧时间做这件事了。在融合订阅型或经常性收入的商业模式下，有一些关键数据需要引起你的格外关注：

月度经常性收入：即按月计算的经常性收入的总和。你需要确保这个数字每个月不断攀升。如果它长期持平或下降，你的订户下跌率就会上升，客户购置问题就会凸显。

订户下跌率：即停止订阅或消费的客户所占的比重。订户量下跌的情况应得到足够重视。比如把桶装满水很好，但如果桶漏得很快也是白费工夫。

客户终生价值：这是本章重点关注的关键指标。增加这个数字才是赚钱的关键。

持续关注你的关键数据是管理企业并确保事情朝着正确方向发展的最好方法之一。它将避免季度或年度财务报表出现令人不快的意外。

我强烈建议你跟踪公司仪表盘上的这些营销指标，以及有关业务的其他重要数据。公司仪表盘可以像白板一样简单，每月或每周手动更新相关数字，也可以更复杂，如实时屏幕或公司内部网页。商业软件解决方案如 Geckoboard（一款用来优化和管理企业各种数据的软件。——译者注），可以从各种来源实时自动提取数据。这使得度量和管理你的关键数据变得很容易。仪表盘上还可以包括客户满意度或投诉量等指标。

仪表盘是一个很好的早期预警系统，并能让你和你的团队保持兴奋、动力和责任感。聪明的企业主会将关键指标与员工激励措施挂钩。有些企业会采取一些非正式的措施，如当订户下跌率低于某一阈值的时候，请团队员工聚餐以示犒赏和鼓舞。更加正式的企业则会将员工的绩效考核与福利同某种特定的指标进行绑定。

总之，对企业关键指标进行月度、周度甚至日度的评估、管理和改进，是维持企业高速增长的关键手段。

识别“有毒”收入，构筑公司的护城河

大多数企业主都会主动或被动地陷入追求企业收入增长的狂热之中，却对收入的“质量”不闻不问。在下文中，我想为各位读者介绍一个“不等值美元”（the unequal dollar）的概念。这个概念非常重要，它绝对是帮助你创造一个“狂热粉丝部落”（而不是交易客户）的关键，这对企业的成功来说不可或缺。即便两者带来的名义收入数量是一致的，但是狂热粉丝和正常交易客户间仍然存在巨大差异。因为并非所有的收入都是有益的，并非所有的增长都是可喜的。比如，癌症扩散很快，却不符合人之所愿。同样致命的是错误的收入增长。

企业对收入的需求如同我们的身体渴望空气和水。小型企业往往面临客源紧缺的窘境，它们对客户类群不大挑剔、照单全收也情有可原、因为它们只有凭借“自给自足”的模式才能存活。长此以往，负面影响就会慢慢显现。如果你经常饮用受污染的水源，

呼吸有毒的空气，身体就会出毛病。同样，如果你为了扩张收入而饥不择食，疯狂摄入“有毒”客户，就会产生“污染收入”，导致企业“生病”。

换句话说，从次级甚至不良客户身上获得的收入和从狂热粉丝身上获得的收入并不等值。理解“不等值美元”这一概念至关重要。通常，你可以将客户划分为 4 个群体［本章中大量的概念都源于理查德·特里普（Richard Tripp）的研究。理查德是一位专精于企业高速增长研究的专家，开创了企业的 POV 研究方法，该方法对健康收入和不健康收入进行了分类。］：

狂热粉丝（The Tribe）：这类群体由狂热粉丝、支持者以及啦啦队组成，他们会为你的企业摇旗呐喊、加油鼓劲，积极促成企业经营的成功。从狂热粉丝身上获得的收入是有益的，能够壮大你的企业。促进狂热粉丝部落的扩大能够助力企业的成功，并促进企业向高增长转型。

流亡者（The Churners）：指那些无法从时间或金钱层面承受你的产品或服务的客户。因为他们无法承受产品或服务的价格，你势必要采取较激进的销售和营销策略，如巴结客户作出不切实际的承诺，或加大折扣等。然而，当他们发现产品或服务并不契合自己需求的时候，他们就会无情地退出。他们会毫不留恋地离开你。如果这类客户的数量过多，甚至会引发现象级的“退订狂潮”，给企业造成致命打击。这类客户可能会给你带来消极的品牌影响，甚至会跑到市场上对你进行攻击和诋毁，破坏你的信誉。

吸血鬼（The Vampires）：与流亡者不同，“吸血鬼”类客户能够负担产品或服务的开销，但你无法承受他们。和普通客户相比，他们会消耗掉大量的资源，但为你提供的收入却不会有任何差别。他们自认为高人一等，不愿意和团队工作人员进行交涉，更愿意和企业首席执行官（chief executive officer，简称 CEO）讨价还价，通过威胁和操纵等手段胁迫 CEO 为了他们的利益而恐吓团队。他们就像吸血鬼一样，吸干企业的血液。

雪豹（The Snow Leopard）：他们是你企业的金主，为你带来最大份额的收入。他们就像雪豹一样，体态优雅美丽，却极其稀少且难以复制。大多数企业都至少拥有一位这样的客户。与他们打交道有如春风拂面，以至于团队甚至领导都愿意和他们共度一段美妙的时光。不过总的来说，“雪豹”类客户由于过于稀少，且不能带动企业的高速增长，因此也不属于理想的投资选择。

另一种更为正式的分类方式，就是依托客户的净推荐值（Net Promoter Score，简称 NPS）。净推荐值问世的初衷是衡量客户的忠诚度和满意度。在 NPS 体系中，客户要么是产品或服务的推荐者，要么是贬损者或被动者。NPS 可低至 -100（所有客户都是贬损者），高至 100（所有客户都是推荐者）。一般认为，NPS 是正值（即大于 0）时被认为是好的，高于 50 则可评价为优秀。

NPS 的获取主要基于一个问题："您在多大程度上愿意向您的朋友或同事推荐我公司的产品/服务？"这个答案的评分在 1 ~ 10。那些评分为 9 分或 10 分的客户被标记为"推动者"，0 ~ 6 分的为"贬损者"，7 ~ 8 分的为"被动者"。在给出分数后，受试者通常需要针对为什么给出这样的分数回答一个开放式问题。然后，管理部门可以根据这些理由采取后续行动。

无论你是准备采取较为正式的度量标准（如 NPS），为客户贴上推荐者、贬损者或被动者的标签，还是使用不太正式的方式，将客户划分为狂热粉丝、流亡者、吸血鬼或雪豹，最重要的是，你要将客户加以区分，其带来的收入也不能等同视之。千万不要单纯地认定，所有的收入都有益。

砍掉垃圾客户

解雇客户？对于大多数拼命寻找新客户和新业务的企业主来说，这似乎是一个非常陌生的概念。在一本关于如何营销和如何获取客户的书中，用一节的篇幅来介绍如何解雇客户，这看起来也很奇怪。不过，正如我们在前一节中所说，并非所有的美元都是等值的，也并非所有的收入都有益。有时候你会到达这样一个阶段，你意识到了“有毒”客户和“污染收入”的存在。它们是令企业每况愈下的毒瘤，必须除之而后快。

不解雇问题客户可能会浪费你大量的时间、金钱和精力。虽然商业界有句老生常谈的谚语“客户永远是对的”，但我要告诉你，客户并不永远是对的。只有合格的客户才永远是对的。一味地固守这种陈词滥调，意味着您将自己的商业生活变成了人人都可以任意践踏的门前脚垫，您就会陷入取悦和挽留问题客户的陷阱中。与红酒不同，问题客户不会随着时间的推移而变好。

要对客户群体进行一次彻底的净化。我所说的“净化”对象，并不包括那些因正当理由提出投诉的客户。愿意提出真诚意见的客户是你最宝贵的无形资产，他们能帮你揭露企业的缺点和劣势，阻断客户流失的通道，甚至挽救企业于无形之中。要知道，其他心怀不满的客户从不抱怨，他们会一走了之。针对客户的合理投诉给出恰当的解决方案，不仅能巩固客户关系，还能让企业保持健康、充满活力。而得到反馈的客户也更倾向在你处继续消费，甚至将你推荐给亲朋好友：因为他们在你这里获得了足够的尊重、认可和重视。

我们来对“问题客户”下个定义。不管出于什么原因，总有一部分人永远都不快乐。这些人容易演变为企业的贬损者 / 吸血鬼 / 流亡者。他们总是抱怨、不满，感觉所有人都想占自己的便宜。就算你冲着他们撒钱、免费提供产品和服务，他们仍旧能找到借口去抱怨。这些客户就像癌细胞一样榨取着企业的生命力。我的建议是，长痛不如短痛，尽快割掉这些毒瘤。

我发现，在不同的企业和行业中，抱怨最多的是那些低价值、对价格敏感的客户。他们浪费了你大量的时间，而且你总是需要追讨欠款。而高价值客户更喜欢按时付款、以礼相待，并重视你的服务。这似乎有违直觉，但事实证明，我参与过的每一项业务都是如此。因此，我建议你将解雇低价值问题客户变为经营中的常规动作。

作为企业主，我们通常会陷入一种幻觉：只要将总销售额维持在高水平，就一定会有足够多的净剩余，让这一切都值得。然而，如果你针对这些问题客户做一份真实的损益表，包括你追逐和安抚他们的所有时间成本，你会发现，你从他们身上获得的实际利润非常少，就算有的话。实际上，与耗费在劣质客户身上的时间和精力相比，那些微薄的收入根本不值一提。

另外一个重要的原因是，问题客户不仅会榨干你的财务资源，还会带来很高的机会成本。解雇问题客户可以释放出宝贵的时间和资源，将其用于现有粉丝客户的价值挖掘和新客户的获取上。若企业被劣质客户绑架，高价值的优质客户就无法得到应有的重视。不要给嘎吱作响的轮胎上油了，直接换掉它。

打个比方，你的狂热粉丝就像家中的贤妻，她们任劳任怨地操持家务、生儿育女，而作为丈夫的你，却终日混迹在脱衣舞俱乐部，妄图猎艳。当企业努力安抚“吸血鬼”、寻回“流亡者”、在“雪豹”身上投入大把时间和资源的时候，真正不离不弃的，还是那些狂热粉丝。

如果将贬损者悉数解雇，你就能获得宝贵的时间重拾对高价值客户的关怀。这样不仅能在短期内迅速巩固优质客户的忠诚度，还能在长期提升客户的终生价值，维持企业的健康运行，远离“污染收入”的侵害。

解雇问题客户的第三个好处，就是这一做法能坦白地展示企业产品或服务的稀缺性。因为你向客户传达了一种态度：企业的供给是有限的，你们对客户也是很挑剔的。在供给有限的卖方市场中，客户只能按照你制定的规则来参与游戏。

生意应该是有趣的。如果问题客户夺走了所有的乐趣，那么你就失去了经营企业的一个主要好处。失去乐趣，这是多少金钱也弥补不了的遗憾。它同时也提醒你应该认真审视你目前的做法。因此，在经营过程中要不时地停顿下来，看看哪些客户是痛苦的根源，并尽早摆脱他们。那种如释重负的快感定会演变为动力，让你为高价值客户提供更为优质的服务。

当然，如果你能将问题客户引到竞争者的门下，那就一举两得了。到时候头疼的就是它们了。

本章行动项目

你准备如何提升客户的终生价值?

将它填写在“一页纸营销计划”九宫格的第八个格子里。

第9章

搭建成熟的推介系统，激发新的盈利点

统筹和激发推介（Orchestrating and Stimulating Referrals）是一个动态进程。很多企业都希望发生客户推介，却苦于缺乏成熟的系统将其实现。通过一些简单的行动，你就能有效建立起可靠的推介流，为营销工作锦上添花。

本章需要重点关注的内容有：

- ○ 为何单纯依靠“口碑”是错误的营销战略？
- ○ 如何能在不显得渴望和迫切的前提下达到激励推介的目标？
- ○ 什么是“250法则”？它如何为企业带来稳定的推介流？
- ○ 推介式营销的心理学原理是什么？如何诱导客户主动推介？
- ○ 如何与合作伙伴开创“双赢”局面？
- ○ 如何通过把你的客户介绍给别人来获利？
- ○ 什么是“品牌”？如何在你的企业中建立品牌资产？

主动创造奇迹，而不是等待

每当我向企业家好友们问起他们是如何进行营销的，答案往往是“靠口碑”，这似乎是他们最主要甚至唯一的营销方式。这个答案曾经令我震惊，现在却在我意料之中。我在这里谈到的“口碑”营销，其实是一种消极应对的心理：人们往往幻想，只要好好经营自己的企业，口碑自然会传开，客户也会自动上门。

要注意的是，本章的主要内容是“统筹和激发推介”，可不是“守株待兔”。这意味着你需要通过主动、积极的行为来促进推介的发生。不过在很多企业主的眼中，他们无法控制推介是否发生，只能满怀希望地等待。虽然被动的“口碑”营销很棒，但它是一种极其缓慢且不可靠的创业方式。假设各环节都不出岔子，光靠口碑建立一家成功的企业，可能需要几年甚至几十年的时间。如我们在第 3 章中讨论的那样，通过单一源头来发展企业是一种非常冒险的做法，况且这是一个无法控制的源头。

“口碑”营销就像免费午餐。它的确非常美好而且你也乐于享用。但你真的想依靠它来养家糊口吗？单纯依靠客户的口碑等于把企业的生杀大权拱手让人。这是一条非常危险的道路。如果你的企业现状就是如此，那你必须立刻着手建立一套成熟的推介系统。你需要统筹和激发推介，而不是等待奇迹发生。

问题的关键似乎是企业主们不希望在主动寻求推介时在客户面前显得过于迫切和绝望，把推介变成一种“乞求”。这当然不是我愿意看到的局面。

因此，在采取具体的营销策略之前，我们必须搞清楚推介营销背后的心理学机制。不妨回想一下上一次你向朋友推荐某家餐厅或某部电影的场景。你会把推荐行为想象成对餐厅老板或影院的一种施舍吗？恐怕不会。在大多数情况下，你可能只是想让朋友拥有一次美妙的体验而已。客户也是一样，他们进行推介的动因，就是想让别人拥有一次绝佳的体验。因此，我们需要引入推介营销这一核心概念，而不是被动地期盼客户发现我们、分享我们。我们需要主动出击，建立一套精巧可靠、统筹激发的流程。

把客户变成你的品牌传教士

还记得我们在第 5 章中介绍的，世界上最伟大的推销员乔·吉拉德吗？他持之以恒地每月向客户发送问候卡，其实是出于一个原因：“250 法则”。有一次，吉拉德参加了一场天主教葬礼，他特意查阅了访客名单，注意到葬礼的访客数量约为 250 人。后来，他向一位专门承办葬礼的客户出售了一辆车，借此机会，他向客户询问了一般葬礼访客的数量。得到的回答是：“大概 250 人。”还有一次，乔夫妇二人参加了一场婚礼，并向婚庆公司询问了来客数量，得到的回答是：“新郎一方 250 人，新娘一方 250 人。”乔意识到，大部分人一生中接触到的、能够邀请到婚礼或葬礼现场的亲友，大约为 250 人。根据这个数据，乔推算出，如果经营得当，每位客户会带来 250 位潜在客户。如果搞砸了一份生意，可能会丢掉 250 份生意。因此，乔开始跳出以往紧盯交易、只顾卖车的日常，转而建立自己的客户关系网。他开始对新客户进行跟进，询问他们的新车体验和感受。如果进展顺利，他会邀请客户进行推介；如果不顺利，他会先解决问题，再邀请客户进行推介。

这就为我们引出了在企业经营乃至生活中，想要得到某样东西时使用的最重要的策略——询问。

很多人都习惯了被动地等待，等待被发现、被挑选、被提及。而你，作为企业主，必须要主动推动事物发展，而不是坐等机会。考虑到这一点，获得推介的最好方法之一就是直接向那些你已经为他们提供了满意服务的客户寻求帮助。令人惊讶的是，许多企业主希望得到推介，但是不敢开口。

其实非常简单，下面的例子供大家参考：

亲爱的客户，能长期与您共事，我们深感荣幸，如果您有任何亲友与您境况相似，我们诚挚地邀请您将这张礼品卡转呈给他

（她），以便他（她）在首次消费中享受100美元的优惠。您对敝司的大力推介，正是我们持续提供优惠服务的动力。非常感谢！

我们来看看上文主要表达的三层意思：

- 开篇表明我们对客户自我价值的认可和尊重。人们有被认可的心理需求。
- 我们并没有要求客户帮忙，而是为客户提供了价值，这种价值是客户可以通过人际网络传播的。
- 我们给了客户一个推介的理由——一个为别人提供实际福利的机会。

通过搭建推介系统，我们将大幅提升“口碑”营销的可靠性和有效性。虽然不是所有人都会对推介邀请作出反应，但相当一部分人会，这比消极等待要好得多。

几乎可以肯定的是，客户认识与他们相似的人。被有相同爱好、兴趣和处境的人吸引是人类的天性。除此之外，还有一种策略，就是在营销的时候，对他们施加诱导，让他们认为你期望他们帮助你进行传播，将推介自然转化为交易中的一个流程。比如：

> 亲爱的客户，我将为您提供一项很棒的服务，但我也需要您的帮助。我们绝大多数的新客户源于老客户的推介。也就是说，我们并不依赖广告去获取新客户，而是借助老客户的帮助来降低成本。与此同时，我们会将节省下的成本直接返给您。通常，我们会从每位老客户那里获得三份推介。如果您对我们的服务十分满意，烦请您推荐三个或者更多的人来享受我们的服务。对此，我们不胜感激。

按照第一个案例的传统，我们将这段话分解一下：

- 首先，让客户明白，他们的投入和努力能换来可观的回报；
- 如果客户有协助推介的意向，为他们提供一些直观的奖赏；
- 向客户陈述你对推介数量的期许（任务量不要太繁重），这样客户就能提前思考哪些亲友比较适合你的服务；
- 向客户表明推介对改善现有服务的重要性，从而促使现有客户投身推介中。

在我看来，将企业的存续寄托在客户口口相传的评价之上，并不是明智的选择。但如果我们能有效提升“口碑”营销的可靠度，就能重新掌握准客户的流向，从而为业务的快速增长奠定良好的基础。

克服“旁观者效应”

请求客户推介只是基础。如何获取高质量的推介？如何持续提升推介的成功率？这是我们接下来要攻克的难题。

所谓“旁观者效应”，指当某些紧急情况甚至是犯罪行为出现时，旁观者越多，他们沦为“看客”的可能性越高。人群中的每个人都认为会有其他人介入、协助或联系紧急服务部门。而结局往往是，由于没有人主动提供帮助，这一可怕的事件变得更加严重。

也许你会觉得，看到他人陷入困境，一个正直的人绝不会袖手旁观。实际上，在相同情境下，你很可能也会这样做。你有没有过类似的经历：高速公路上发生了车祸，你减慢了车速观望，但终究没有施以援手，因为你总觉得会有其他人过来帮忙。你会作出这种选择，就是旁观者效应在暗中作祟。它是由个体责任缺失引发的。因为你并不是当事人，所以会受到责任分散效应的影响。

我参加过不少商讯交流会。在这些活动中，参会人员会说：“如果您知道有谁需要某某服务，请向他推荐我司。”水管工会站起来说：“如果你知道有谁需要靠谱的水管工，请您向他推荐我。”IT 技术人员站起来说：“如果你知道有谁想升级电脑系统，请给我捎个信。”那么，谁是“谁”？这个“谁”，其实就是别人。既然涉及向他人推介，旁观者效应自然不会缺席。大家都认为总会有人协助推介，结果往往是，我们的水管工和 IT 技术人员根本无人问津。

在急救训练中，他们会教你给人群中特定的人传达具体指令。千万别说“有谁来叫救护车”“有谁去拿条毯子来”。相反，教练们会教你，在发号施令的时候一定要和对方保持眼神接触，指定人选去完成特定任务。你可以直接指着那个戴红色帽子的人说：“你来叫救护车。”然后指着穿黄色针织衫的女人说：“你拿条毯子过来。”这样一来，每个具体任务都由特定的人来完成，个体责任感随之产生，任务完成的概率也大大提升。同样的道理也适用于推介过程。你需要对推介者下达非常明确的要求，这样能大大提升成功率。

为了更好地理解推介的发生机制，我们必须首先理解所有的推介都是通过两个或更多人之间的对话发生的。在对话过程中，推介发生的因素有三个，缺一不可：

- 推介者谈话的主题和你经营的产品或服务息息相关
- 推介者会以此为契机联想到你
- 推介者会将你引入谈话之中，最终向其他参与谈话者推介你

举个例子，如果你是一名理财规划师，千万别提出语义模糊的请求，像“如果你知道有谁需要理财规划师，请向他提起我”。首先，没有人需要理财规划师。他们需要的是财务规划师，为他

们面临的财务问题提出解决方案。比如，客户临近退休，想要确保他们有足够的钱在退休后过上舒适的生活。于是，你就从这个潜在客户面临的一个具体问题开始着手解决。

其次，你需要寻找可以扮演“推介者”角色的人。于是，你开始浏览客户数据库，注意到账簿上有几个房产经纪人。你有理由认为，临近退休的人可能会考虑换房子。出于子女成人、游学、离家等原因，曾经的几口之家现在变得空旷，维修费用也非常高，客户可能会考虑更换一套更小的房子。

最后，可能发生了一些事件，比如某家跨国公司最近关闭了其在当地的业务，又如新近立法调整了退休金的额度。总之，临近退休之年的客户开始认真考虑退休事宜。

现在，你可以给那几个房产经纪人发一封电子邮件，内容如下：

鲍勃（Bob）：

你好！

如果你手中有临近退休或近期遭到裁员想要买卖房产的客户，我手里有一些东西可以帮到他们。我整理了一份题为《利用裁员补偿，获得全额退休金的7大关键方法》（“The 7 Keys to Leveraging Your Redundancy Package and Ensuring a Fully Funded Retirement”）的报告。如果你想到任何适用的客户，请致电或短信联系我，我会给你发送一份报告的副本。

你看到这封邮件的作用了吗？首先，你不仅指定了推介者，还明确了目标客户的特点。其次，你将自己代入一个客户急需服务的场景。再次，你并不是冷冰冰地命令对方推介，他们不需要强迫自己的客户致电联系你，也不需要过多暴露客户的信息。这也不是你想要的结果。毕竟你还没有和潜在客户建立信任，他们甚至从未萌生过与你沟通的想法。最后，你让推介者，即房产经纪人，脸上有光。他们不仅为客户提供了价值，还解决了可能困扰他们已久的问题。

看到这里，你需要再回顾一下上面的案例，分析一下这里的推介是如何通过积极安排，而不是被动等待获取的。如果你真的想提升推介的效果，就要对现有客户数据库进行系统的梳理和排查，基于客户群体或类别建立推介资料。客户都认识哪些人？如何让他们记住你？如何帮助他们树立良好的形象？如何帮助他们为你的推介目标提供更多价值？这些都是你需要明确的问题。

一旦你解决了这些问题并建立了推介档案，推介营销就成了一个系统的准客户源，而不仅是守株待兔般等待客户“自投罗网”了。

缔结营销联盟，让合作者“出售”目标客户

作为企业主，有时候我们无法在客户购买行为的“大局”中看清所有的形势。我们只能看到客户与企业之间的互动，以此为契机展开营销，想方设法地获取更多与客户的互动信息。

当然，这也没什么错，但一旦我们能够看清大局，就能发现以前隐藏的利润，好比你在一件许久未穿的夹克衫中翻出 50 元钱。不过，这种惊喜要更大、更刺激！

客户与你作的交易，只是他当天作出的众多交易之一。在与你作交易之前，他们早已和别人作过交易；而在与你交易之后，还可能继续和别人作交易。这些交易之间可能有关联，也可能没有。但有一件事是肯定的：总会有人在你之前和客户达成了某项交易，而这个人可能花费了高昂的营销成本来获取这些客户。

客户在与你达成交易之前，很可能与那些跟你的业务互为补充的企业作过交易。若你能成功定位这些企业，就能找到“隐藏利润”。和一家或多家与你无直接竞争关系的企业签订合营合约是一个绝佳的办法，可以帮你降低成本（甚至免费）获得更多的准客户流。

举个例子，如果你是一名律师，那么你可以选择与一名会计师联手；如果你是汽车零售商，那么汽车修理师是一个不错的目标；如果你经营宠物食品，那么兽医也许会为你带来理想的新客户。这

个营销思路似乎显而易见，却鲜有人实践，获益者更是凤毛麟角。

签订合营合约也不是什么简单的事儿。最明显、最直接的途径就是，针对每位被推介过来的客户，向合作方支付佣金。不过这也存在不少问题。有些企业不愿意“出售”自己的客户。在某些行业，这种行为甚至不合法。虽然为那些“炙手可热”的知名买家提供线索是明智的，但其他一些不那么直接的方式也同样有效，甚至更好。一种绝佳的策略就是为自己的产品或服务设计礼品卡或折扣券。假设你经营着一家名为“麦克的宠物世界”（Mike’s Pet World）的宠物食品零售商店，并与当地的一名兽医签订了合作合约。你可以和兽医商量好推荐给客户的宠物食品，然后制作一张优惠券或礼品卡，以便兽医向客户分发。

这样做的好处是，它不会破坏商誉、造成营销压力，也不会形成利益冲突。兽医可以这样说：“我推荐您使用 XYZ 牌狗粮，可以在各大宠物食品店买到。鉴于您是我们的优质客户，特赠送 1 张 50 美元的优惠券，您可以沿着路向南，在‘麦克的宠物世界’兑换使用。他们那里有大量的 XYZ 牌狗粮。”

这是一个共赢的局面。兽医因向客户提供了 50 美元而获得了好感。客户收获了意想不到的折扣。而你，作为“麦克的宠物世界”的老板，则收获了一位拿着 50 美元优惠券（批发成本要低得多）登门消费的新客户。而在他接下来的一生中，他可能会频频登门，你也像兽医一样获得了客户的好感。

当然，并非所有客户都会兑换礼品卡、折扣券，但大多数人都不会拒绝。在人们看来，扔掉带有附加货币价值的东西无异于直接扔钱。保守估计，每位新客户的平均终生价值是 5 000 美元。你虽然打了折扣，却赢得了一笔原本不存在的利润。真是天才！

反过来说，在为客户提供服务后，你应该思考谁想拥有你的客户。它可以成为你产生收入的一个重要次级资源，同时也可以为客户创造更多价值。这里有一些方法可以将您现有的客户群货币化：

出售准客户：在互补产业中，总有人愿意为抢手的优质准客户付出。需要提醒的是，在你将准客户信息了出售给下游产业之前，务必要得到准客户的同意。

交换准客户：如果你不情愿或者觉得将客户信息作为商品交易不妥当的时候，不妨和互补产业联合，进行一种其他形式的尝试：双方交换客户信息。不过和出售客户信息类似，我也会给你一个忠告：千万不要未经客户允许就将他们的保密信息交到别人手中。

转售配套产品或服务：你可以通过批发或贴牌的方式买入配套产品或服务，转售给自己的客户。这样做的好处是你可以完全控制关系，且无需向第三方透露客户的详细信息。

与其他企业组成推介关系：这种方法与“出售准客户”类似，只不过不是按每个准客户付费，而是根据你提到的第三方销售情况收取佣金。不要小看这种形式，其实它的盈利是非常可观的，尤其是未来的销售量带来的尾随佣金，更是盈利的“大头”。推介一次，就能永久地（至少是很长一段时间内）源源不断地获取佣金。保险、电信、金融等行业的许多人都建立了基于这种模式的高利润企业。

只要你能找准上下游两端玩家的身份，你就能在这两个方向上分别创造不菲的价值。它们不仅能为你带来新的客户源，甚至有可能成为新的盈利点。

销售！销售！销售！

在众多企业，特别是小型企业中，很多人其实都没有弄清楚“品牌”一词的概念。根据网上的一次民意调研，对“品牌”的理解，众说纷纭。比如：

○ 所谓品牌，就是企业与客户建立起的情感、心理的关系。

○ 所谓品牌，就是特定的企业使用特定的名称生产的产品。

- 所谓品牌，就是企业有别于他人的名称、术语、设计、象征和其他特征等。
- 所谓品牌，就是客户可以通过名称、LOGO、口号等特征识别出的特定产品或服务的理念和形象。

其实以上说法都没错，但不全面，属于正确答案的一部分。我个人不太喜欢虚张声势，更倾向于把复杂的事情简单化。所以，以下是我给出的定义：所谓品牌，就是企业的个性。其实在这个语境中，“个性”和“品牌”这两个词是可以互换的。因此，品牌的概念也就不言而喻了。

如果将企业看作一个人，那么哪些因素会决定它的个性特质？

- 它的名字是什么？
- 它会穿什么？（即设计如何？）
- 它如何与人沟通？（即市场定位如何？）
- 它的核心价值是什么？核心价值又代表什么？（即品牌承诺是什么？）
- 它会和哪些人打交道？（即目标市场是什么？）
- 它出名吗？（即品牌知名度如何？）

这种个性在不同的企业之间有着巨大的差异。从功能上讲，丰田（TOYOTA）和劳斯莱斯的产品没有太大的差别，但它们对上述几个问题的答案可能天差地别。

一些小企业观瞻了苹果、可口可乐等知名品牌的光鲜广告后，认为自己也需要投入时间、金钱和精力去提升“品牌知名度”。这种想法未免有些本末倒置。

思考一个简单的问题：销售和品牌知名度相比，哪个更重要？当然是销售。的确，随着公司规模的扩大，品牌知名度确实会促进销售。然而，这些企业不是生来就具有这么大的规模。你需要着眼的焦点是将企业做大。

当它们仍是小企业的时候，肯定无法在吸睛的广告和扩大品牌知名度上花费巨额资金。它们推推搡搡，达成交易，销售产品。如果苹果和可口可乐一开始就不专注于销售，它们就不会存在，也就没有品牌知名度可言。

这就是为什么我告诉小企业主建立品牌的最好方式就是销售。如果一个品牌是一个企业的个性，那么还有什么比从你这里购买更好的方式来理解这个个性呢？

正如我们在本书开头所讨论的，试图模仿大型企业的营销实践是一个重大错误。总之，只有在销售切实发生之后，品牌建设才能步入正轨，否则一切都无从谈起。就像你和别人打过交道后，才会对他们的性格有所了解，你的生意、性格或品牌亦是如此。

品牌资产是你的商誉，它迫使人们与你，而不是你的竞争对手做生意。有一种说法将品牌资产描述为，那些穿过马路向你购买产品的客户，尽管他们所在的街道一侧也有一家提供类似产品的供应商。

在你的业务中，那些能让客户“穿过马路”从你这里购买东西的理由就是你的“品牌资产”，这可以表现为客户忠诚度。你甚至可以为你的产品或服务收取额外费用。更重要的是，它们还能带来推介激励的良性循环。

在我看来，没有什么比人们彻夜排队，等着购买最新款苹果产品更能说明这一点了。而苹果的竞争者呢？虽然存货充足，却几乎无人问津。苹果以往为客户提供的卓越体验所形成的“品牌资产”，已经将普通客户转变为狂热粉丝。因此，苹果根本不需要花心思去提升品牌知名度。无须朋友间的口口相传，苹果的产品永远都会大卖，这正是得益于苹果公司创造的无与伦比的“品牌资产”。

身为小型企业，如果你也想复制这些优秀企业的成功，就必须将销售作为着眼点，将普通客户转化为狂热粉丝。这就是我给你们的最有效的建议。

本章行动项目

如何有效地统筹和激发推介？

将它填写在“一页纸营销计划”九宫格的第九个格子里。

| 结语

为企业建立易操作的营销系统

在这九个格子组成的“一页纸营销计划”里，我们已经涵盖了很多领域。现在，我们可以从一个更高的高度，用可视化的概述来重新审视直接营销的生命周期（见图 10-1），这一点很重要。

有了直接营销的生命周期图，再辅以个人定制版的“一页纸营销计划”，你就能为企业营销的成功打下坚实的基础。

正如我在致谢中提到的，本书没有什么独创的观点和想法。它们大多是经过直接营销大师们数十年的反复论证、评估，被证明是行之有效的战略、策略和概念。不过，“一页纸营销计划”确实是在实践领域的一个突破：它旨在极大地简化对直接营销的理解，并推动它在企业经营中的实际应用。要记住，实践才能出真知。知而不为，是谓不知。你需要在实践中犯些错误，冒些看起来很愚蠢的风险，投资于你自己和你的企业。根据我的个人经验，企业家们在实践环节停滞不前，无非出于以下三个原因：

分析型瘫痪：这类症状表现为，他们不断地学习，或陷入对新事物的追逐，妄想着第一次就能做到完美。要记住，永远不会有一蹴而就的事情，你只有在实践中才能真正学到东西。别被完美主义情结拖了后腿。要记住，双鸟在林不如

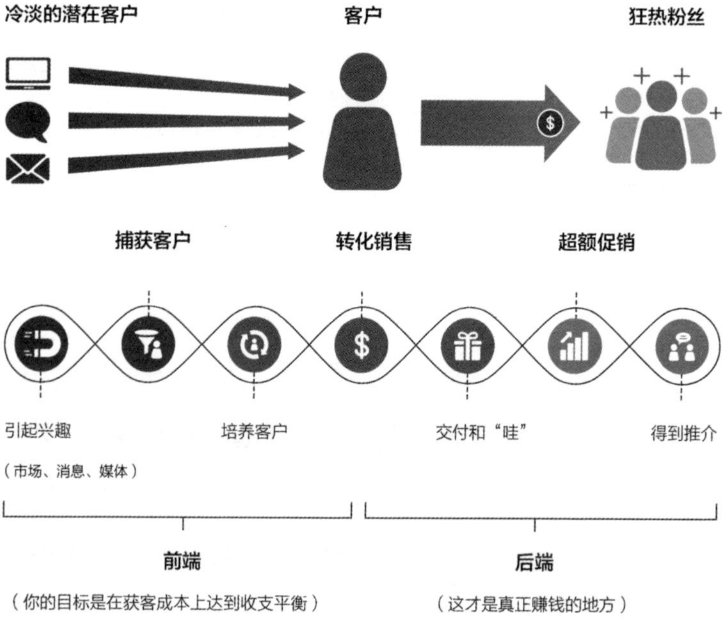

图 10-1　直接营销的生命周期图

一鸟在手。成功的企业家们都是绝对的行动派，他们拥有极强的执行力，且善于在执行过程中不断作出修正。正如我早年间的一位导师所说："手快才能挣到钱。"最好的植树时间是昨天，其次是今天。如果你一直在推迟为你的企业建立和实施一个营销系统，那么现在是时候种下那棵树并立即开始了，这样你就可以在未来收获劳动果实。

委托困难：正如我们在第5章中所说，商业是个团队游戏。每个成功企业家的背后，无一例外地存在一个完善的团队。你的一天只有24小时，若想在有限的时间内获得更多，你就必须好好利用别人的时间。比时间更重要的，是他人的专业能力。它能大幅减少你的时间成本和试错成本。要记住，你不懂的东西终究会伤害你。而雇用专业人士则会帮助你节省大量时间和金钱，并大大降低受挫感。虽然独立是一种可贵的品质，但掌握一种专项技能将花费巨额成本。这就是伟大的吉姆·罗恩所说的"放养猫"，几乎没有什么比掌握这项技能更值得付出。

"我的企业是与众不同的"：其实，你能想象到的各种问题都不是什么新鲜事儿，它们都曾让你的前辈纠结过，也被他们解决过。你在营销过程中遭遇的所有问题都能在本书中找到答案。有些人可能会错误地认为："我的企业是与众不同的，这里的方法对我没用。"或者"我的客户很独特，他们不会作出书中描述的那种反应。”其实，本书中列举的战略和策略都已在过去的几十年中经受了检验和证明。从贸易到咨询再到医疗服务等，它们几乎在你能想到的各种类别和类型的企业中都非常奏效。而这些经验屡试不爽的原因在于——人类，终究是情感动物。无论身处的行业、产业如何，这一点亘古不变。人类的行为是可以预知的，因此我敢断言，这些直接营销原则肯定能派上用场。与其质疑，不妨多花些时间研究如何运用本书中的理论，让其发挥最大的功用。

时间不是金钱

作为企业主，我们只有在向市场赋予价值的时候才能获得酬劳。注意，是价值而不是时间。当然，传递价值也需要时间，但酬劳是针对价值而言的。我们如果为市场赋予了大量的价值，酬劳自然可观；如果失败了，就要蒙受损失。其实大多数人不愿意冒这个风险，他们更希望能避免所有可能的成本，只凭付出的时间就换取酬劳。其实他们的目标是规避风险，当然，有酬劳更好。这种想法本身没什么错，却划分出截然不同的两个世界。简单地说，企业主注重最终的成果产出，但大多数人在工作中仅注重时间和精力的投入而不问结果。作为企业主，金钱只是创造价值过程中的副产品。如果我们专注于为市场创造价值，就能避免犯各种愚蠢的错误。我们将设法保持和客户的长期合作关系，而不是挣一笔快钱就跑。我们研发的产品或提供的服务也不再是半成品。关注“因”（价值），而非“果”（金钱），将会带来更长远的成功。

本书的大部分内容都集中在通过有效的营销来获得、留住和满足客户。这些都是为企业创造最大价值及促进其快速增长的任务。我们从获得、留住和满足客户中创造价值的次数越多，得到的报酬就越多。不幸的是，许多企业主舍本逐末，将精力用在玩“商业游戏”上。“商业游戏”，指不能创造价值的，一些外围的、边缘的活动。典型例子包括不断查看电子邮件和冗长而无意义的例会。

我们要专注于真正的经营活动，而不是沉溺于商业游戏。要想在商业上取得成功，你必须坚持不懈地专注于那些能带来价值的活动。你必须每天与分心、干扰和拖延作斗争。如果你让自己从获取、留住和满足客户的价值创造工作中分心，你的企业便有可能陷入困境或失败。人生乐事多多，但我们要分清主次，不能顾此失彼。

我们总在为沉迷“商业游戏”辩解。实际上，你只需要做一些价值建设活动，其中最重要的就是营销。营销不是一个独立的事项，而是一个系统过程。它是一项为企业和客户创造巨大价值的日常活动。

你对时间的看法影响着你在工作中的方方面面。对于企业主来说，时间并不是金钱，价值才是。时间只是你向市场输送价值的一项投入而已。让营销成为一个日常活动。创造属于自己的“一页纸营销计划”并认真执行。从现在开始，认真对待你的生意，确保每一天都能创造新价值。

提升营销竞争力，避免公司沦为待宰的火鸡

行业选择的正确与否，也是决定企业成败的关键因素。有些行业就像汽车中的法拉利，增加营销相当于如虎添翼。有些行业则像破旧的老爷车，增加营销也是徒劳无益，无异于画蛇添足。

当新技术正在颠覆已经存在数十年或数百年的行业时，对企业主来说，持续对“朝阳产业”和“夕阳产业”进行甄别显得尤为重要。荣华易逝，好景不长。只要问问实体书店、唱片店和传统新闻媒体巨头就知道了。

1900 年左右，全纽约有 10 万匹马，伦敦有 1.1 万辆马车。还有数以千计的马拉公共汽车，每辆车需要 12 匹马，共计约 5 万匹。除此之外，还有数不胜数的单马轻便两轮敞篷车、平板车、运货马车，以满足伦敦日益增长的运输需求。这些交通工具，无论是载人还是运货，都由马匹来提供动力。如果你经营的生意和马匹相关，

在当时势必会蓬勃发展。随着马匹数量的节节攀升，养马、喂马甚至清洁马粪，都是热门的工作。

电气化和内燃机发展后的短短几年就带来了运输方式的革命。快进到 1912 年，纽约汽车的数量超过马匹。到了 1917 年，最后一批马拉有轨电车永远告别了历史舞台。

也就是说，仅仅在 12 年间，世界上最盈利的产业就丢掉了超过半数的收入。5 年后并被淹没在历史的洪流之中。因此，对企业和产业作出准确预测并及时反应，对企业的存续来说是一个生死攸关的问题。

柯达公司（Kodak）发明了数码摄影，但终究没有将它变成自己的竞争优势，反而为别人作了嫁衣。美国著名的连锁书店 Borders 最终选择进军无纸化阅读产业，但由于急剧压缩的市场份额和后知后觉的时机掌握，只能面对破产的命运。即使那个在 1900 年风头正劲的马匹运输企业家能预测到电车的出现，可能也会笑它不过是“昙花一现”，毕竟几千年来，马匹都是运输业的主力。

然而，就在短短几年后，当他的收入不断被新技术蚕食压缩，他开始怀念过去的好时光。他可能会对新时代的变革大发雷霆，希望政府能够出手干预。看看今天，有类似的事情发生吗？

如今，制造业、新闻媒体及实体零售业都正处在危机中，或濒临危机。全球化、互联网和新技术的蓬勃发展给传统行业带来了严重打击。他们对现状怨声载道，游说政府进行干预，希望好日子很快会回来。但辉煌已经一去不返——至少不再属于他们。

他们为什么不去拥抱新技术，一起走向未来呢？他们中的一些人会这样做，但大多数人不会。因为他们怀有和火鸡先生一样的心态。

畅销书《黑天鹅》（*The Black Swan*）的作者纳西姆·塔勒布（Nassim Taleb）讲述了一只火鸡的故事。每天早上，农民起床后都会给火鸡喂食，这个习惯持续了 1 000 天。火鸡也开始期待农民的来访，因为这意味着美味的食物。因此，火鸡认为这是一个亘古不变的规律。实际上，在第 1 000 天，火鸡的这种自信达到了顶峰。毕竟相同的事情重复了 1 000 天，足以铸就火鸡的信心。记录在此，还有什么值得怀疑？随后，第 1 001 天来了，还有两天就是感恩节。当农夫再次出现的时候，手里拿着的不是美味的食物，而是一把磨好的斧头。火鸡很快意识到，它的期望完全落空了，它的好日子一去不复返了。最后，火鸡先生死了。

这个故事的教训是，别把自己变成火鸡先生，也别让你的企业沦落到它的境地。在过去，企业的价值几乎都来自有形资产，比如房产、厂房和设备，库存和分销基础设施。今天，企业的安身立命之本，已经变为社会的关注度及坚实的客户基础。

不妨看看如今的企业如何通过有效的营销手段占据了市场的竞争核心：

○ 优步（Uber），世界上规模最大的出租车公司，却从未拥有过一辆汽车；

○ Facebook，世界上用户最多的社交媒体，却从不做内容；

○ 阿里巴巴，世界上最具价值的零售商，却没有任何存货；

○ 爱彼迎（Airbnb），世界上最大的客房供应商，却没有一处房产。

仅仅这四家公司就价值数千亿美元。你最终的竞争优势在于预测变化并采取相应的行动。这需要勇气。你必须承担风险并投资于研发和新技术。你需要经常思考以下问题：

○ 我需要在哪个领域做生意？

○ 哪种技术将颠覆我的行业？

○ 如何才能搭乘行业技术巨变的顺风车，而不是被它抛在身后？

你需要不断的战略创新——钻研客户的需求究竟是什么。

如果你想在持续现有经营的同时，与时俱进地参与新兴技术的应用，那么“臭鼬工程”（Skunkworks projects）将是一个不错的选择。“臭鼬工程”的一个著名例子，就是第一代苹果麦塔金计算机（Apple Macintosh computer）。谷歌甚至将“臭鼬工程”

变为企业文化的一部分，它鼓励员工拿出 20％的工作时间从事与兴趣相关的副产品的研究。谷歌的许多著名产品，如 Gmail、AdSense（由谷歌公司推出的针对网站主的一个互联网广告服务。——译者注）、谷歌新闻等，都是“臭鼬工程”的成果。

你是否对行业内的新型技术或趋势作过投资？

行业的第 1 001 天可能转瞬即至。如果你还没有准备好新的计划和打算，你的企业可能会遭受火鸡的命运。

因此，打造创新型企业文化，预测你所在行业的未来，在企业中运行一些“臭鼬工程”，将在未来给你的企业带来意想不到的优势。

从企业主到推广高手

阿尔伯特·爱因斯坦（Albert Einstein）曾对“精神错乱”下过一个著名的定义：一遍又一遍地重复做同一件事，却期待会有不同的结果。这句话非常流行，却鲜有人了解它的真意。

在每一年的开始，总有人下定决心，试图做些什么，通常不外乎减肥、戒烟、还清债务等。他们往往希望，在 12 月 31 日午夜钟声敲响之时，情况会出现好转。不过，新年刚过了两三个星期，他们就会把新年的决心抛之脑后，迫不及待地沉沦在旧习惯中。

“决心”，其实是“愿望”的表亲，通常意味着没有计划或行动的目标。如果你不愿对惯常的生活习性发起挑战，事业和人生基本也不会有所改善。

高增长企业的一个共性是它们非常注重市场营销。它们把市场营销作为日常业务，并不断地执行计划。相反，失败（或挣扎求存）的企业要么完全忽视市场营销，要么做一些没有计划的随机营销行为。它们随意尝试各种策略，如果没有立竿见影的效果，就选择放弃。这算不上什么营销计划，只是一场灾难罢了。

还有一种误解，就是期望单纯依靠杰出的产品或服务“打出名声”。在阵亡的企业名单中，不乏优秀产品或服务的供应者。在很大程度上，它们的失败是因为经营者没有对营销给予足够的重视。记住，在购买行为发生之前，客户根本不会知道你的产品或服务究竟有多好。交易之前，他们只能看到你的营销是否到位。简而言之，每次都是最好的营销人员获胜。

如果你渴望企业的成功，现在就是下定决心的最佳时机。要成为一名出色的营销人员，要完成从企业主向营销人员的身份转变。一旦你完成了这个令人兴奋的转变，你和你的企业就再也不会是原来的样子了。我之所以坚信本书会带来营销实践领域的重大突破，是因为它能将营销计划的制订和实践变得简单易行，它能尽快促成你身份的转变。

营销是经商技巧的集大成者。它会帮助你实现企业的成功，更重要的是，无论你在未来进入何种行业，都能助你立于不败之地。

通过本书，你将获取一些非常有价值的信息，这些都是竞争对手们永远不会知道或寻求的宝藏。只要你能将它们付诸实践，它们会赋予你巨大的优势。现在，我敦促你采取行动。知而不为，是谓不知。如果你仍然选择无动于衷，那就继续往日的平庸。

建立一个成功的企业可以让你按照自己的方式生活。相信我，你值得商业上的成功，它也是可以实现的。我邀请你们踏上这段旅程，打造非凡的事业，成功实现财务自由。

致谢

“如果我比别人看得更远，那是因为我站在巨人的肩膀上。”

——艾萨克·牛顿（Isaac Newton）

我很希望能告诉各位读者，我是个营销领域的奇才，本书中的各种观点和想法均为本人独创。不过事实上，我很少创立什么理论，而只是各种奇思妙想的收藏者。我早期在商业上的导师，梅尔·埃默里（Mel Emery）常说：“在我的一生之中，我从没提出过什么原创的想法，因为实在是太危险了。”但这并不妨碍他成为一位顶尖的成功商人和营销大师。而他成功的秘诀，就是将新事物揉捏镶嵌在已知可行的框架之中，而非绞尽脑汁另起炉灶。埃默里的研究方式也深深地影响了我。

所谓“另起炉灶”需要你拥有天才的大脑，即便如此，也依然会有很大的可能失败。我自忖不是什么天才，也讨厌失败，所以就倾向于借鉴和吸收前辈们的理论成就。至少迄今为止，我很好地掌握了一些基本概念和思想。这种看似偷懒的方法却提高了我成功的概率。

因此，当我创立“一页纸营销计划”的时候，许多在使用当中奏效的概念，都源于其他商界领袖和营销大师的杰作。

巴勃罗·毕加索（Pablo Picasso）曾有一句格言：“能工摹其表，伟匠摄其魂。”这句话史蒂芬·乔布斯（Steve Jobs）也引用过，且对其推崇备至。我在此引用它不免有种自我鼓吹之嫌，但在我收集各类奇思妙想、奋笔成书的几年间，这句话确实在我脑海中不断闪现。无论在你们眼中，我是位“伟匠”还是个剽窃思想的窃贼，书中出现的各类创业巧思都经历了时间的考验，我希望读者诸君在阅读时，能从这些思维宝库中有所获益。

当然，我们理应为创造力和创新精神保留一席之地，但我希望你们能先掌握一些基本概念。本书中囊括了许多基本概念，一些来自我的个人经历，但大部分还是源自那些被我们称作“商业巨人”的成功人士，而我只是碰巧站在了他们的肩膀上。在此，容我对下列人士表示感谢，排名不分先后：

梅尔·埃默里（Mal Emery）、迪安·杰克逊（Dean Jackson）、乔·伯莱什（Joe Polish）、皮特·戈弗雷（Pete

Godfrey）、丹·肯尼迪（Dan Kennedy）、詹姆斯·施拉姆科（James Schramko）、吉姆·罗恩、弗兰克·克恩（Frank Kern）、赛斯·高汀（Seth Godin）

这份名单里，有的是与我私交甚笃的导师，有的则是通过出版物或其他著作对我施以教益。按照我的记忆，我在书中展现的思想正是源自他们中的某人，因此便尝试着在这里对他们悉数表示感谢。然而，我也十分确信这份致谢定会有一些疏漏。因收集这些伟大的想法花费了数年的时间，有些记忆的源头也已变得模糊。我在此表示诚挚的歉意。

综上所述，相较于营销行为或概念的创新，“一页纸营销计划”更像是实现了一些实践当中的突破。它为那些从未涉足过营销领域的小微企业提供了一条捷径，帮助它们从无到有，制定深奥精致却立竿见影的营销方案，并加以实行，收获实效。而这份营销方案，用一张白纸承纳，完全足够。

希望读者能从本书中找到乐趣，最重要的是将之应用于自己的商业领域。请记住，知而不为，是谓不知。

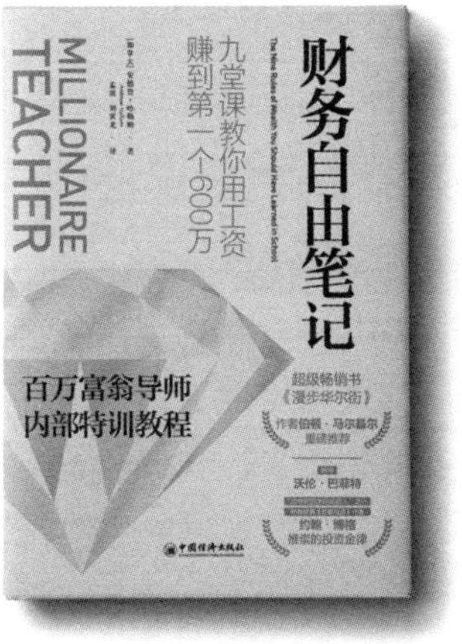

[加] 安德鲁·哈勒姆　著

孟　波　刘寅龙　译

定价：59.8 元

百万富翁导师内部特训教程

亚马逊投资理财类图书排行榜 NO.1、《华尔街日报》投资理财类畅销书

收入只相当于中低水平，只会花钱不会投资？本书将加速让你成为“富一代”，不再因金钱问题而烦恼；

每月都只赚“死工资”，听理财顾问的建议亏了钱，感到致富无望？本书能让你从零开始，深入浅出，轻松让资产增长到 8 位数；

想投资却总是受挫，搞不懂复杂的交易？本书具体而行之有效的策略，让你赚 600 万的时间缩短再缩短。

一年只需 60 分钟，财富积累立见成效；新手一看就懂，不怕下跌、不走弯路，稳健赚钱。